现代职业模式与女性生育健康

主　编　俞文兰　孙承业　唐仕川

副主编　于常艳　寇振霞　梅良英　叶　研
　　　　邹建芳　张恒东　周兴藩

编　者（按姓氏笔画排序）

于贵新　于常艳　卫婷婷　王月云　王世宣

王姿欢　方四新　叶　研　刘　静　孙立庚

李亚娟　李雪霏　吴玉莲　邹建芳　应　倩

汪　莉　张丽江　张美辨　张恒东　陈振龙

易桂林　季福玲　金　楠　周　素　周　琅

周　鹏　周兴藩　周坚红　庞淑兰　胡　丽

要栋梁　俞文兰　俞蓓蓉　殷文军　凌瑞杰

高　云　郭涧秋　唐仕川　姬红蓉　黄春湲

梅良英　康世娟　康海丽　寇振霞　董定龙

蒋兴海　韩　磊　谢春凤　黎海红

科学出版社

北京

内 容 简 介

本书以"现代职业模式对妇女生育力的影响及干预对策研究"的成果为基础,系统阐述职业女性的生育健康问题及其影响因素,提出女性生育保护健康的公共卫生策略。全书包括现代职业模式下职业女性的健康与发展、职业模式对女性生育健康的影响研究、相关省(自治区、直辖市)女性职业模式与生育健康、相关行业/职业模式与女性生育健康 4 个主体部分。

本书可供相关研究机构和高校的专业人员、公共卫生工作者参考,也可供用人单位职业健康管理人员参考。

图书在版编目(CIP)数据

现代职业模式与女性生育健康 / 俞文兰,孙承业,唐仕川主编. —北京:科学出版社,2022.10
ISBN 978-7-03-073051-0

Ⅰ. ①现… Ⅱ. ①俞… ②孙… ③唐… Ⅲ. ①女职工–生殖健康–研究 Ⅳ. ①R339.2

中国版本图书馆 CIP 数据核字(2022)第 161338 号

责任编辑:王灵芳 / 责任校对:张 娟
责任印制:赵 博 / 封面设计:蓝正广告

科学出版社 出版
北京东黄城根北街 16 号
邮政编码:100717
http://www.sciencep.com

北京画中画印刷有限公司 印刷
科学出版社发行 各地新华书店经销
*
2022 年 10 月第 一 版 开本:720×1000 1/16
2022 年 10 月第一次印刷 印张:11 3/4
字数:196 000

定价:98.00 元
(如有印装质量问题,我社负责调换)

主编简介

俞文兰　研究员，中国疾病预防控制中心职业卫生所妇女劳动卫生与生殖健康研究室主任。兼任中华全国总工会女职工委员会（第六届和第七届）副主任，中华预防医学会职业病专业委员会常委，中华预防医学会农村饮水与环境卫生专业委员会委员，中国老年保健协会老龄化社会支持专业委员会秘书长，中国健康管理协会健康老龄化分会常委，北京市医学会职业病分会副会长，中国优生优育协会生育健康与出生缺陷防控专业委员会环境与生殖健康学组顾问等。

孙承业　研究员，中国疾病预防控制中心中毒控制首席专家，博士生导师。中国人民政治协商会议第十三届全国委员会委员，国家卫生健康委员会突发事件卫生应急专家咨询委员会中毒处置组组长，世界卫生组织国际化学品安全问题专家，国家食品安全风险评估专家委员会委员，国家职业病诊断与鉴定技术指导委员会委员，国家环境应急专家组专家，最高人民法院环境资源审判咨询专家，公安部灭火救援专家组专家。

唐仕川　研究员，北京市科学技术研究院城市安全与环境科学研究所职业安全健康北京市重点实验室主任，中国藏学研究中心北京藏医院原副院长、研究员，北京大学公共卫生学院兼职教授、博士生导师，中国应急管理学会城市安全生产工作委员会副秘书长，中国职业安全健康协会噪声与振动控制专业委员会副主任委员兼秘书长，中国职业安全健康协会职业卫生专业委员会副主任委员，中国职业安全健康协会呼吸防护专业技术分会副主任委员等。

序

改革开放以来，中国经济社会发展突飞猛进、日新月异。特别是在习近平新时代中国特色社会主义思想指引下，我国经济和社会发展取得新的历史性成就，中国女性为此做出了不可替代的贡献。我国女性就业人数、比例均居世界首位，总数逾 3.2 亿、占全社会就业人员的 43.5%、就业率超 70% 的中国女性奋勇拼搏在各行各业劳动一线，有力支撑了我国经济社会的高速发展。

党和政府历来高度重视女性健康、生育与发展问题，以习近平同志为核心的党中央将"坚持男女平等基本国策，保障妇女儿童合法权益"写入党的十八大、十九大报告。20 世纪末，我国已建立了比较完善的女职工劳动保护法规体系，如《中华人民共和国妇女权益保障法》《中华人民共和国母婴保健法》《中华人民共和国职业病防治法》《女职工劳动保护特别规定》等。相关政策法规为保护女性权益、促进其安全与健康、提高生育健康水平发挥了重要保障作用。近十年来，我国女性健康保障又迈上新台阶：2020 年女性人均预期寿命达到 80.88 岁，比 2010 年提高 3.51 岁；妇女常见病筛查率达到 86.6%，比 2010 年提高 25.4%；2020 年 18～60 岁女职工新发职业病病例数比 2011 年下降 49.9%；2020 年女性参加工伤保险和失业保险的人数比 2010 年分别增长 78.8% 和 80.2%；2020 年女性参加生育保险的人数为 1.03 亿人，是 2010 年的 1.9 倍。

我国经济社会发展也面临着前所未有的挑战，人口生育率持续下降和快速老龄化、社会劳动力萎缩、社会负担日趋加重等问题日益突出，势必对职业人群生理、心理，以及物质、精神层面产生巨大影响，而对职业女性的影响尤为显著。女性生理结构特殊，特殊生理期激素水平波动大，对社会、环境、职业、家庭等多种因素敏感，相关因素可能导致女性生育意愿不高，女性生育健康水平降低。

众所周知，女性生育健康不仅影响到人口数量增长与出生质量，还关系到国家发展和民族未来。在我国育龄妇女总数和生育率持续下降的背景下，我国女性就业率超过 70%，意味着职业女性的生育健康水平和生育意愿成为我国人口发展的重要决定因素。为此，关心关注女性职业健康与职业发展，提高女性职业健康素养，维护和促进女性生育健康水平，是提高我国生育率和出生人口质量的根本保证，也是夯实全面建设社会主义现代化国家基础的必然选择。

本书编者团队结合我国社会实际，深刻理解国家未来发展趋势，通过对多省市、多行业的大量职业女性进行深入调查研究，系统梳理有关学术成果，提练总结形成了《现代职业模式与女性生育健康》一书。该书通过对不同行业女性的调查研究发现，职业女性健康问题多发，如心理健康问题突出，月经异常率、妇科疾病患病率、流产率高，受孕时间延长、不孕不育增加，卵巢衰老和绝经年龄提前，子代健康问题居高不下。该书进一步对职业女性健康的影响因素进行了深入分析，揭示了不良工作环境、职业有害因素暴露、超长工作时间、繁重工作任务、被动工作状态、社会地位低下和经济收入不均衡等职业模式对职业女性生育意愿与生育健康带来的不良影响。为此，书中提出了优化职业模式等若干针对性干预措施建议，包括改善企业劳动制度、提升女性工作满意度和幸福感，改善工作环境、加强劳动保护、减少或避免有害因素暴露、平衡工作-生活矛盾冲突、缓解职业压力，加强培训教育、提升职业健康素养及自我健康管理能力等。

该书有关内容适应健康中国建设和经济高质量发展要求，较好地回应了社会关切的人口发展问题和广大女性劳动者关注的职业健康素养问题，相关研究成果为有关政府部门完善女职工劳动保护、制订人口及生育政策提供了参考依据；为用人单位开展健康管理、保护女职工及其子代健康提供了行动指南；为平衡女性就业、家庭与生育之间的矛盾冲突提供了科学建议。这对于改善中国人口结构与人口质量具有积极作用，对于中国劳动力资源的可持续发展具有重要意义。

相信该书的出版，将增进社会各界对女性职业健康重要性的认识，助力生育，促进相关理论研究和实践发展。也希望该书的出版，能够让正在从事女性职业健康或生育健康研究的学者从中受益，同时吸引更多的科技工作者参与讨论研究，加快有利于女性生育健康职业模式的形成和发展。

王建冬

2022 年 6 月

前　言

21世纪以来，我国进入了低生育率和人口快速老龄化的时期。低生育率带来人口老龄化、劳动力资源短缺及社会保障负担加重等问题。人口是经济发展的基础，人口变局对中国经济带来诸多挑战，影响到劳动力资源、消费水平和社会保障等多方面，甚至关系到民族的繁衍与发展。目前我国正处在快速老龄化的进程中，人口出生率下降、人口老龄化可能成为经济衰退的一个重要因素。

女性承载着人口（劳动力）再生产的重任，生育健康可能成为影响家庭健康和谐与女性职业发展的一个障碍。世界卫生组织（WHO）对生育健康的定义是指在生殖系统及其功能和过程所涉一切事宜上身体、精神和社会等方面的健康状态，而不仅仅指没有疾病或不虚弱。生殖健康表示人们能够有满意而且安全的性生活，有生育能力，可以自由决定是否和何时生育及生育多少。生育能力是生育健康的一个重要表现，其影响因素非常复杂，除了遗传和个人因素之外，还受到环境职业和社会文化因素的影响，本书重点关注职业因素对生育健康（生育力）的影响。

职业模式是一个包含就业模式、工作模式、职业特征、职业状况等在内的综合性描述，可归结为4个方面：职业特征、职业环境、管理制度、人文福祉。开展现代职业模式对女性生育力的影响研究为进一步完善女性劳动保护、人口及生育相关政策提供了科学依据；对平衡女性就业与生育之间的矛盾冲突提供了科学建议；为用人单位健康管理及健康促进提供了策略与指南；对于改善中国人口结构与人口质量、中国劳动力资源的可持续发展有积极意义。

本书以社科基金人口学项目"现代职业模式对妇女生育力的影

响及干预对策研究"的研究成果为基础，系统阐述了职业女性的生育健康问题及其影响因素，并提出了保护女性生育健康的策略。全书包括现代职业模式下职业女性的健康与发展、职业模式对女性生育健康的影响研究、相关省（自治区、直辖市）女性职业模式与生育健康、相关行业/职业模式与女性生育健康 4 个主体部分，可供相关研究机构和高校的专业人员、公共卫生工作者参考，也可供用人单位职业健康管理人员参考。

本书既有近年现场调查的数据，又有对项目组前期研究数据的整理分析，还涉及以往部分资料；生育健康问题如妇科疾病患病率因涵盖范围不同、回顾时间不同而存在差异，因此不同章节的调查结果不能做到完全一致。另外，由于编者水平有限，书中若有疏漏或不当之处，敬请谅解并批评指正。

同时，由于调查方法基于回顾性问卷调查，采用的是随机方便抽样，选取的行业和职业不同，导致调查结果存在差异，因此本书所反映的是基于特定研究、特定采样方法、特定研究对象的生育健康问题，得出的结论在一定程度上反映女性生育健康问题的严峻性，更重要的是反映影响因素的复杂性和干预的迫切性。

感谢王建冬百忙之中为本书作序。感谢本项目所有参与人员的辛勤劳动，在有限的时间内完成了大量的数据采集、统计分析和报告撰写等工作，为本书的编著提供了一手资料。同时，项目实施过程得到了北京市科学技术研究院城市安全与环境科学研究所（原北京市劳动保护科学研究所）、山东省职业卫生与职业病防治研究院，北京市、甘肃省、江苏省、湖北省、云南省、重庆市等省市疾病预防控制中心，以及其他相关单位的大力支持，在此一并致谢。

俞文兰　孙承业　唐仕川
2022 年 2 月

Contents 目录

第四章　相关行业/职业模式与女性生育健康／115

第一章
职业女性的健康与发展

现代用工制度下职业模式复杂多变,新的职业模式对女性既有积极的影响,也有消极的影响。其中,消极的影响包括身心健康的损害和生育能力的影响,以及对她们的生育意愿与生育选择的影响。如工作时间过长、压力过大的职业模式可引起生育健康问题,严重者可导致生育力下降;也可影响生育意愿,使育龄女性选择不生育。因此,职业模式是影响人口生育率的一个不可忽视的因素。深入开展职业模式对生育健康影响的研究,有益于保护女性劳动力资源、保护女性生育力、促进人口可持续发展。

第一节　女性职业模式对我国生育率影响的研究

第七次全国人口普查结果显示，2020 年我国总和生育率为 1.3，处于较低生育水平。在人口生育率持续下降的新形势下，提高生育率的政策取代了 20 世纪七八十年代的生育控制政策。生育的主体是女性，而现代女性的就业率超过70%，职业女性对于生育率起到至关重要的影响。随着新兴行业尤其是新兴电子信息技术的发展，新的职业模式对女性生育意愿和生育能力带来不同程度的影响，工作和家庭的双重负担给女性带来更多的工作生活矛盾和冲突，是影响女性生育决策和生育能力的重要因素之一。

因此，改善生育保护政策对于提升我国生育率和人口质量具有重要意义。

一、职业模式内涵复杂

职业模式是一个包含职业特征、职业环境、管理制度和福祉等在内的涵盖社会、文化、环境等多元素的综合性描述。职业环境与职业表现对人类身心健康和生活质量产生不可估量的影响。每一个行业都有相对固化的职业模式，体现在职业环境与职业表现上。

1. 职业特征　指的是工作性质是体力还是脑力劳动，是管理还是业务职位，工作稳定性等。

2. 职业环境　包含工作环境和条件、空间密度、是否接触有害因素、是否存在安全隐患、劳动保护措施是否落实等。

3. 管理制度　包含劳动组织是否合理，如每天工作时长、强迫体位、夜间工作、工作自主性等。

4. 福祉　包含精神层面的人文环境和实际获得的关怀与回报，如经济收入、工作体面、职业竞争和人际关系、个人对职业的期望、公平晋升机会、心理关怀、社会支持及其他福利性设施等。

21 世纪以来，女性职业模式变得更加灵活、多样和复杂化。职业不仅影响经济和社会地位，还影响生活的各个方面，日益加剧的竞争、工作和生活的矛盾冲突等极大程度上影响职业女性的身心健康，以及她们的生育选择，当今年轻夫妇的生育意愿呈下降趋势。其中，女性生育意愿是影响人口生育率的一个重要因素。职业模式通过时间和精力配置影响女性的生育选择，因为职业需要女性付出更多的时间和精力，生儿育女同样需要女性付出更多的时间和精力，两者相互影响，引发女性比男性更加突出的工作生活矛盾和冲突。

职业模式通过影响生育意愿和生育健康而影响人口生育率，工作相关的经济收入、工作形式、工作负荷、夜间工作和超长时间工作等因素增加了女性生育风险，降低了女性的生育意愿。因此，研究职业模式中影响生育力的关键因素对于科学预防、减少生育风险具有重要意义。

二、 我国人口生育率需求提升与女性角色的矛盾冲突

计划生育政策有效控制了人口增长，城镇人口生育率持续下降，已经低于人口世代更替的水平，当前的人口政策已转变为提升生育率。2016 年二孩政策实施以来，总生育率有所提升，但仍处于较低水平。

人口变局对我国经济发展带来挑战，关系到人口老龄化问题、劳动力资源短缺及社会保障负担加重等问题，对民族的繁衍与发展产生深远影响。低生育率和人口老龄化是导致欧洲国家和日本经济衰退的重要因素之一，值得正处于快速老龄化进程中的我国借鉴，研究别国的经验教训，提前研究规划宏观人口政策、作为生育主体的女性面临的问题，采取科学的应对策略。

女性是生育率控制的一个核心环节，当代女性更愿意自主选择是否生育、生育的时间和频数。

女性生育意愿除了受社会政策、社会文化习俗和经济成本等因素影响之外，还受到职业类型、职业状况及自身对职业发展预期的影响，中等收入水平的女性生育意愿较高，而低收入或高收入女性的主观生育意愿较低，职业层级越高，多胎生育的意愿越低。

现代女性角色已不再是单一性角色，多重角色需要随时切换，给女性带来压力。如在家庭中要充当妻子、母亲等角色，处理好与丈夫、孩子和长辈的关系；在单位要扮演好自己的专业角色或管理角色，处理好与同事、上级和工作

对象之间的关系；为避免被淘汰，除做好本职工作外，还需要不断寻求晋升晋级的机会，不断进修学习提升自己的能力。为此，女性几乎投入了自己所有的时间、精力和财力，不敢生育孩子或不愿意生育孩子。

三、职业模式对生育力影响的研究进展

生育力或称受孕力，通俗地表述，就是女性妊娠或受孕的能力，通常以受孕时间来判断，受孕时间越长表示生育力越低。受孕时间是指男女双方有正常性生活、未采取避孕措施的情况下妊娠所需要的时间。

受孕是一个复杂的生理过程，卵巢排出卵子，与精子在输卵管相遇，结合成受精卵，并转运至子宫腔，在子宫内膜上着床，胚胎正常发育等一系列过程中，任何一个环节受到损害即可能影响受孕。

一般情况下，正常夫妇有生育意愿、有正常性生活且未采取避孕措施的情况下 1 年受孕率应在 99%。也有报道认为在正常情况下，平均婚后 1 年内受孕率为 80%，两年受孕率可达 90% 以上。

职业及其相关联的经济收入和社会地位不仅影响女性的生育选择，也影响女性生育力，生育力下降、受孕时间延长甚至无法妊娠是导致生育率水平低下的一个重要因素。

1. 职业模式对生育力下降趋势的影响　数据显示，我国不孕不育率从 20 年前的 3% 攀升到 12.5%～15%。职业女性 1 年不孕率高达 20%～26%，不同行业和职业之间存在差异，其中较高的如金融行业为 29.5%、石化行业为 27.1%、冶金行业为 27.4% 等。研究显示，女性不孕与经济收入水平、职业特征、不良工效学因素、工作负荷大、工作时间过长、夜间轮班工作等因素相关，尤其是长期超时工作、工作负荷过大、夜间工作可导致女性不孕风险升高。

职业很大程度上反映出女性的社会经济地位和生存环境，影响生育的职业模式大致可概括为工作不稳定、工作环境差、接触多种有害因素、工作时间超长、工作任务繁重、工作中缺乏自主性、社会地位和经济收入低等。如高强度噪声影响女性月经周期、雌激素和孕激素水平，从而影响生育力。接触铅、汞、镉、锰、塑料制品等化学物也与受孕力降低有关联。有生育毒性的化学物可导致精子数量或质量下降，和（或）女性性功能障碍。有发育毒性或胎儿毒性的

化学物可以导致胚胎发育不良。

某些职业环境如夜间工作可使女性受孕困难或增加流产风险,某些职业因素如工作时间过长可影响女性生育选择。

2. 职业模式影响人口健康和人口质量 居高不下的出生缺陷率和婴幼儿健康问题与父母工作环境相关,尤其是孕期女性的职业模式。孕前期从事以体力劳动为主的职业等是新生儿先天性心脏病发生的危险因素;孕妇接触有害化学物、高强度噪声等可能对女性的生殖系统和子代造成不良影响,如接触神经发育毒性因素可对儿童神经系统发育造成严重损害;长期焦虑与紧张可直接或间接地影响生育健康,如低出生体重儿、早产等。

因此,预防出生缺陷、提高人口质量要从劳动制度着手,减少(或避免)有害因素的暴露,调整女性的职业模式。

四、 相关研究的不足与发展趋势

由于不同研究者采用的研究方法、研究对象不同,得出的结果和结论有所不同。接触某些有害因素使受孕时间延长,某些因素则未见明显影响,主要取决于职业暴露的水平和时间,如接触低浓度铅未见对女性受孕力产生影响,但高浓度时则有明显影响。

个体对有害因素的反应敏感性不一,同样的职业暴露对于敏感型女性可能导致不一样的健康损害,如同样的压力下,有些女性应付自如,有些则感到焦虑不安,甚至产生心身疾病。

相关研究还缺乏系统性,生育力下降是职业模式中多种复杂因素共同作用的结果,不是单纯的生物学问题,而是涉及多学科的复杂社会问题。有必要多学科联合开展研究,为生育保护政策的改善提供科学依据。

促进女性健康与发展是国际社会倡导的一个宏观趋势。习近平在多次国际国内会议上提到,"妇女是物质文明和精神文明的创造者,是推动社会发展和进步的重要力量"。让女性更多参与社会和经济活动,对于提高女性地位、提升社会活力具有积极意义。

亚太经济合作组织(APEC)倡导的性别智慧工作场所5个领域包括促进工作场所的健康和安全,同工同酬,工作和家庭的平衡,企业文化,以及女性领导力，为 APEC 各经济体提供了行动指南。

在宏观形势下，职业带来更多层面和更广泛的影响，系统研究女性的职业、健康和发展是当前面临的一个重要课题。

女性健康不仅关系到人口的数量，而且关系到人口的质量，是关系国家未来的一件大事。当今发展迅猛的辅助生育技术无论在技术上还是在风险控制方面都存在一定的不确定性。在技术上未能满足所有女性的生育愿望，辅助生育的成功率还未达到 40%；不孕女性的就诊率尚不足三成，而各地的生殖中心已人满为患；辅助生育对于女性身心健康及子代健康的风险还缺乏研究评估。因此，科学预防是保障女性生育健康、提高女性生育力的根本途径。

综上所述，生育率下降是当前人口快速老龄化背景下影响中国劳动力资源可持续发展的一个瓶颈问题，而给生育率带来影响的女性生育力问题给当前社会带来严峻挑战。此项研究强调改善女性职业环境，提高女性工作满意度对于保护女性生育力的重要性；强调平衡女性就业与生育之间的矛盾冲突，对于促进家庭和谐和社会和谐、保护女性生育力的重要性；强调保护女性生育力对于改善中国人口结构与质量的重要意义；强调这项研究还未引起充分重视，亟待进一步加强相关的研究。

第二节　现代职业模式下女性健康保护策略

根据《中国妇女发展纲要（2011—2020 年）》统计监测报告显示，2018年全国女性就业人员占全社会就业人员的比例为 43.7%。初步估计女性就业人口在 3 亿以上，在促进经济社会协调发展、全面建成小康社会的进程中发挥了重大作用。我国女性职业健康与发展始终备受党和政府的关心与关注。回首我国女性职业健康与职业发展的历程，分析其面临的新形势、新挑战，对于新时代背景下保护女性健康具有重要意义。

一、女性职业层次与社会地位出现两极分化

1. 女性职业层次总体上大幅提高　女性的社会地位随着我国政治、经济和文化的变化而发生了巨大的变化。新中国成立之初，我国女性参加工作的比

例仅占 7.5%，政府颁布多项政策，鼓励和动员女性走出家庭，参与到经济社会活动中，到 1957 年女性就业率提高到 13.4%。尤其在 1978 年改革开放以来，我国进入了经济快速发展的新时代，女性就业机会和就业选择大大增加。通过职业培训提升劳动技能，让更多女性参与到科学研究、文化教育及其他高层次的工作中。

进入 21 世纪，我国女性受教育程度越来越高，在科技、文化、教育、卫生及其他领域，女性拥有更多就业机会和职业选择。随着女性就业层次和就业质量的逐步提高，低职业层次、高工作强度、工作场所接触有害因素的女性比例逐步减少，而女性在科教文卫、机关事业单位、金融证券保险、电信电子、互联网行业的比重明显增加，女性专业技术人员、管理人员和文秘人员比例增高。在政治领域，女性的参与度越来越高，越来越多的女性走上了中高层管理岗位；在经济领域，新兴产业的快速发展给女性创造了更多的就业和自主创业机会，女性自主创业者和成功企业家不断增多。

2. 职业偏倚与性别隔离逐步减少 长期以来，由于社会环境的变化和女性承担的生育责任，女性在就业过程中存在性别歧视与性别隔离现象，存在就业机会少、从事岗位技术含量低、工资收入水平低于同类工作男性（同工不同酬）等问题。为此，国家先后出台一系列法律法规以保障女性权益。如《中华人民共和国妇女权益保障法》提出女性享有与男性平等的社会保障权利；《中华人民共和国劳动法》提出劳动者享有平等就业和选择职业的权力；其他如2007 年公布的《中华人民共和国就业促进法》、2017 年人力资源和社会保障部办公厅发布的《关于进一步加强招聘信息管理的通知》和 2019 年人力资源和社会保障部等九部门发布的《关于进一步规范招聘行为促进妇女就业的通知》等都规定了招聘中不得设置性别条件；《中国妇女发展纲要（2011—2020 年）》要求同工同酬，对从事相同工作、付出等量劳动、取得相同业绩的劳动者，用人单位应支付同等劳动报酬。这一系列法律法规的出台为促进女性职业平等提供了法律保障。当前我国女性就业率已超过 70%，绝大部分女性已成为社会生产建设的生力军，享有公平劳动和体面劳动的权利。

二、 健全女性社会保障体系

随着我国社会保障体系的不断完善，我国女性的社会保障水平不断提高，有了制度性保障。

1. 女性特殊生理时期的保护使得女性在劳动、休息、生育等方面的权利得到保障。2016年全面二孩政策和2021年三孩政策的调整，女性面临更加突出的工作与生活矛盾冲突问题。二孩政策实施以来，各地陆续调整相关法规，设置生育奖励假和配偶护理假等，保障女性生育过程的各项权益。生育保险是通过国家立法，在职业妇女因生育子女而暂时中断劳动时由国家和社会及时给予生活保障和物质帮助的一项社会保险制度。生育保险指向用人单位筹资，解决女性妊娠、生产、哺乳期间的收入与保障问题，包括生育津贴、生育补助、医疗护理和生育休假等，在一定程度上对提高生育率、改善人口结构、推动经济社会健康发展产生了积极影响，尤其为中小企业女性缓解工作与生活矛盾冲突方面起到积极作用。

2. 《中国妇女发展纲要（1995—2000年）》自1995年国务院颁布伊始，便将保障女性劳动权益作为各级政府的考核指标，女性工作环境不断得到改善，接触有害因素的比例下降，劳动保护措施加强和防护率提高，大批用人单位主动为女性提供休息室、哺乳室等友好福利设施。

通过乳腺癌、宫颈癌筛查项目和女性常见病筛查等妇幼保健工作，女性乳腺癌、宫颈癌和常见妇科疾病患病率显著下降，使中晚期癌症检出率降低，早期癌症得到及时治疗与控制，孕产妇急危重症救治能力得到提升。

三、加强女性劳动保护与健康保护

1. 我国首部《女职工劳动保护规定》颁布于1988年7月。内容涉及减轻孕期女性劳动强度，不安排孕期、哺乳期女性从事夜班工作和有毒有害工种等。《女职工劳动保护规定》的颁布体现了党和政府对女性的关心和爱护，对于保护和促进女性在生产劳动中的安全与健康、维护女性的合法权益及特殊利益、调动女性在生产劳动中的积极性、促进国民经济可持续发展发挥了非常重要的作用。

此后一系列相关的法律法规相继出台，基本形成了女职工劳动保护的法律体系，为女职工劳动保护的规范化和专业化奠定了坚实的基础，如《女职工禁忌从事的劳动范围》《女职工保健工作规定》《中国妇女发展纲要》《中华人民共和国职业病防治法》等。各地也先后制定了相应的地方性法规和实施细则，许多用人单位也制定了相应的规章制度，女职工劳动保护工作逐步走上了法制化、规范化的轨道。

2. 党的十六大把构建和谐社会作为全面建成小康社会的重要目标，提出了以人为本、全面协调可持续发展的科学发展观。为了适应新时期女职工劳动保护的需要，2012 年修订颁布了《女职工劳动保护特别规定》及其相关法律法规。

根据我国经济社会发展的目标和实际情况，《中国妇女发展纲要（2011—2020 年）》将"妇女与健康"提到了首要位置，并在"妇女与经济"中强调保障女性职业卫生安全，提出广泛开展职业病防治宣传教育，提高女职工自我保护意识，加强职业病危害的管理与监督，将女职工特殊劳动保护作为劳动保障监察和劳动安全监督的重要内容，禁止安排女职工从事禁忌劳动范围的劳动，减少女职工职业病的发生。

四、　深入开展职业模式对生育健康影响的研究

1. 20 世纪 50 年代初，我国已经开始妇女劳动卫生研究。如 50 年代的纺织女职工妇科疾病的调查研究、铅作业女性乳儿铅中毒研究、农村女性劳动负荷量调查等；60 年代的针对接触二硫化碳的纺织行业女性调查研究；70 年代的女性劳动保护状况调查研究；80 年代的劳动生产中职业危害对女性健康及子代发育影响研究，对接触人数众多且危害较大的铅、汞、二硫化碳、三硝基甲苯、高强度噪声和负重作业等对女性生殖功能影响的研究达到国际水平。

2. 到了 21 世纪，女性面临更加复杂的职业危害，新一代研究者继往开来，开展了不同行业/不同职业性有害因素和社会心理因素对生育健康与心理健康的影响研究，尤其针对女性生育能力下降、心理问题和更年期问题突出等现象，分析职业模式及其影响因素，探讨干预策略及新技术、新方法。现代女性职业健康研究在保护所有女性整个职业阶段健康和全生命周期健康的基础上，将妇科疾病筛查提前至影响因素分析和疾病预防控制，为高危人群的保护、职业健康风险评估和提高女性职业健康素养奠定了坚实的基础。

由于国内外环境的复杂多变，新技术、新工艺、新化学物的不断应用，以

及企业用工模式、女性职业模式的不断变化，女性职业健康仍面临诸多挑战。促进女性身心健康、和谐发展还需要政府有关部门、用人单位、专业机构等共同努力和持续发力，不断完善法律法规，依法保护和促进女职工的健康与发展，使女性为国家发展和社会和谐进步做出更大的贡献。

第三节　信息化高压力模式下的女性生育健康

随着科学技术的发展，女性从田耕、家庭作坊、乡镇和个体企业等围绕家务为主的工作模式逐步转向社会化程度较高的现代产业模式。进入工业企业的女性面临更多社会文化环境等因素带来的压力，处在就业与生育、工作与家庭、传统观念与现代文化等矛盾冲突的焦点。

与男性相比，女性仍然面临找工作难、再就业难、职业层次低、同工不同酬等问题。女性在整个生命周期中面临更多的健康问题，更长时间处于不健康状态之中，对生育期、围绝经期女性的生理和心理影响尤为突出。

一、信息化时代主要生育健康问题

1. 月经异常和妇科疾病是育龄期女性最常见的生育健康　调查显示，育龄期女性妇科疾病患病率高达 50.5%，不同行业和职业的女性存在差异，其中铁路行业和石油化工行业的女性发病率较高，超过 50%。慢性宫颈炎和阴道炎最为常见，其他常见疾病还有子宫肌瘤、乳腺良性肿块、附件肿瘤、子宫脱垂、宫颈癌、乳腺癌，以及性传播疾病如尖锐湿疣和艾滋病等。

育龄期女性的月经异常率为 30%～50%，在不同行业和职业中存在差异，月经异常率从高到低依次为石油化工行业＞医药卫生行业＞冶金行业＞电子行业＞铁路行业＞机械制造行业。

2. 妊娠相关疾病和不良妊娠结局发生率居高不下　不良妊娠结局中最常见的是早产约占 15.8‰，死胎占 8.0‰，难产占 7.6‰，死产占 6.0‰，新生儿肢体缺陷占 1.8‰，智力缺陷占 1.1‰，听力缺陷占 0.9‰，其他不良妊娠结局约占 15.0‰，所调查的不良妊娠结局总发生率为 61.8‰。妊娠相关疾病中先兆流产的发生率为 12.9‰，妊娠高血压综合征的发生率为 7.7‰，贫血的发生率为 13.6‰，剧吐的发生率为 16.7‰，其他妊娠并发症的发生率为 6.2‰，总发生率为 57.1‰。

对 2012—2013 年福建省 35 691 例孕产妇建档资料进行分析，妊娠并发症占 13.0%。主要妊娠并发症有妊娠糖尿病、胎儿窘迫、胎膜早破、多胎妊娠、妊娠高血压综合征、前置胎盘，其他还有羊水异常、贫血、先兆早产、过期妊娠、巨大儿、ABO 溶血、胎儿畸形等。妊娠并发症孕妇的剖宫产比例高达 49.6%，早产率高达 11.5%。

3. 生育力下降在职业女性群体中非常常见，常导致家庭问题 对 2015 年 1.4 万人的调查结果显示，6 个典型行业女职工的 1 年受孕率为 75.7%；2017 年 7 万人的调查结果显示，十多个行业女职工的 1 年受孕率为 74.6%，2 年受孕率为 11.8%，3 年受孕率为 2.7%，3 年以上不孕率占 6.77%。结果比较接近，说明职业女性群体的受孕率较低，不同行业或职业的女性受孕率有所不同，如金融行业女性 1 年受孕率仅为 70.5%、餐饮和家政服务人员为 72.0%、石化行业为 72.9%、冶金行业为 72.6%、铁路行业为 73.1%。

导致不孕不育的因素除遗传和行为因素外，职业模式的影响越来越引起人们的关注，如工作压力大、工作时间过长、夜间工作、长时间处于强迫体位、接触有害因素等，通过干扰女性内分泌系统而影响受孕。

随着生存环境的生育健康风险和威胁加重，生育力下降问题存在持续加重的趋势。

二、职业模式相关因素的影响

信息化时代女性更多从事于信息传播、服务、教育、卫生等行业。男性多集中于机械制造、建筑、高科技等行业，工作中具有较好的自主性和掌控力；女性多集中于教育、医疗卫生、纺织、服装加工和服务性等行业，工作自主性差、工作时间长，压力感受高于男性。另外，女性在工作之外承担家务劳动的时间更长，对工作与家庭生活之间的矛盾冲突也表现得更为突出。

1. 职业暴露模式对女性生育健康的影响 研究证实，工作场所接触噪声、电磁辐射等物理因素，或接触铅、汞、苯、二硫化碳、己内酰胺等化学因素的女性，月经异常率增高，并且与有害因素的浓度和强度呈正相关。

例如，在工作环境中接触苯及苯系物、有机磷农药、金属汞、汽油的女性，其月经异常率明显高于不接触者；接触噪声和振动的女列车员的痛经率明显升高；接触 100dB（A）以上高强度噪声的纺织女职工，其妊娠剧吐的发病率增高，妊娠高血压综合征的发病率也增高。

2. 不同行业女性的健康问题呈现不同特点　因不同行业女性接触的有害因素不相同，生育健康问题通常也表现出不同的特点。石油化工和金融行业的女性，月经异常率较高；铁路和石油化工行业的女性，妇科疾病患病率较高；在工作环境接触有害因素的女性，妇科疾病患病率和月经异常率均高于未接触者；接触有害因素可使女性卵巢衰老时间提前，铁路和石油化工行业的女性在工作中可能接触到多种有害因素，如有毒化学物、噪声等；而金融行业的女性主要面临工作时间过长、工作压力过大、工作缺乏自主性、长时间保持久坐不动的工作体位等问题，从而影响月经和生育健康。

3. 高压力职业模式下女性心理健康较为突出　16.9% 的职业女性心理问题总均分阳性，总体阳性率高达 33.0%（包括睡眠问题与饮食障碍），其中阳性率较高的因子为强迫（24.5%）、躯体化（16.7%）、抑郁（16.2%）。阳性率较高的行业或职业有金融、石油化工、铁路等行业人员和护理人员，强迫症状占 26.2%～32.9%，抑郁占 17.9%～23.4%，躯体化症状占 17.2%～22.6%。

对高铁乘务人员和电子行业女职工的调查发现，工作和家庭压力对女性心理与生育健康造成不良影响，压力大的女性月经异常率明显增高，尤其是年轻女性的痛经发生率明显增高，精神高度紧张、过度劳累是月经异常（痛经）的危险因素；工作压力大的女性总体心理状态较差，其中躯体化、强迫、抑郁、焦虑、恐怖、精神病性 6 个因子阳性率显著高于压力小的女性。

激烈竞争带来的压力使女性处于工作责任和家庭责任的矛盾冲突之中，使她们身心疲惫、焦虑或抑郁、自信心不足、创造力降低，不仅影响自身的生活质量和身心健康，还可能影响子代健康，甚至家庭和谐和社会稳定。

4. 高压力模式下女性职业倦怠十分常见　长期处于慢性应激状态下可致女性情感耗竭、去人性化及个人成就感低落，称为职业倦怠。情感耗竭表现为女性过度利用个人资源导致身心资源过度透支、过度疲劳或精力耗尽；去人性化表现为女性采取一种消极、逃避、冷漠或极端的态度去处理工作中的问题；成就感低落表现为女性感到无力、工作没有成效，因而丧失自信和热情。

　　长期处于慢性应激状态是倦怠的主要原因，通常情况下，女性的自我效能感低于男性，工作倦怠比男性明显。自我效能感高的女性通常采取积极的应对策略，自我效能感低的女性更容易产生焦虑和紧张，久而久之形成倦怠。

　　5. 工作时间过长容易引发的紧张、倦怠，继而影响生育健康　每周工作时间过长是主要压力源之一，每周工作时间＞45 小时的女性，自觉工作压力高的比例是每周工作时间＜35 小时女性的 5 倍。孕早期的周工作时间与自然流产率有独立的强关联，妊娠期前 20 周长时间处于慢性应激状态是子痫前期、妊娠高血压综合征、低出生体重儿的高危因子。可见每周工作时间过长及其引发的紧张、倦怠不仅影响女性的心理健康，也影响女性的生育健康，与生育力存在关联。

三、性的健康意识与行为方式给生育健康带来影响

　　1. 不洁性行为与反复流产增加生育健康风险　调查发现，18～60 岁职业阶段的女性有流产史的占 38.1%。其中，流产次数≥2 次的占 31%，与以往研究结果（39.7%）基本相符。表明 30% 以上女性有过流产经历，未婚女性因意外妊娠而流产的现象更为突出。

　　过早开始性行为和不安全性行为给女性生育健康带来极大风险。大专院校女生的婚前性行为普遍，引发意外妊娠、性病如艾滋病的风险高。对某高校的研究表明，女生有婚前性行为的比例约占 41.4%，意外妊娠的比例约占 9.2%，其中 99.5% 的女生采用人工或药物流产终止妊娠；异位妊娠占 9.0%，给婚育阶段埋下隐患。

　　全世界有数亿女性因意外妊娠而堕胎。多次流产可能使女性生殖系统和心理都受到伤害，增加生殖道感染、恶性肿瘤和不孕不育的风险。

　　2. 性传播疾病的发生率有所增长　生殖系统感染性疾病可通过性行为传播，不洁性行为是主要的传播方式。女性更容易感染性传播疾病。以艾滋病为例，精液中人类免疫缺陷病毒（HIV）浓度通常高于阴道分泌物中的浓度，女性在性交中有更多的黏膜暴露；对艾滋病的易感性不同，女性无症状感染和难治性性病者比男性多；女性在性关系中相对处于被动，安全措施的使用与否往往取决于男性。性传播疾病不仅影响自身生活质量，还可通过产褥期感染子代，

影响子代健康。

四、卵巢早衰及恶性肿瘤

1. 卵巢早衰及生育力下降　卵巢除了生育功能，还有维持机体内分泌平衡的作用。卵巢衰老过程中卵子数量减少、质量下降，卵巢衰老意味着女性生育能力和生殖质量下降。卵巢早衰是指女性 40 岁之前出现闭经，且闭经时间超过 4~6 个月，间隔 4 周以上、两次促卵泡素（FSH）检测结果均超过 40U/L，伴有雌激素降低及其相关症状。有的女性在 35 岁左右即出现闭经等卵巢早衰现象。

卵巢早衰所致的雌激素水平下降还可引起其他健康问题，引发多种慢性疾病，如骨质疏松和心血管疾病，以及神经系统、泌尿生殖系统、消化系统的病变。压力过高、重体力劳动、高强度噪声暴露等可使卵巢衰老进程提前。

调查对象绝经期起始年龄平均为 45.8 岁，绝经年龄为 49 岁。冶金行业女性围绝经期起始年龄和绝经年龄较早，分别为 44.9 岁和 47.3 岁；石油化工行业为 45.2 岁和 48.2 岁，铁路行业为 45.6 岁和 48.3 岁，金融行业为 46.0 岁和 48.8 岁。可见，不同行业的女性围绝经期时间与表现存在一定的差异，工作时间、轮班作业方式、高压力、有害因素暴露是主要职业相关影响因素。

2. 生殖系统恶性肿瘤高发　生殖系统恶性肿瘤发病率呈现增长趋势，尤其是高年龄组女性生殖系统恶性肿瘤发病率增长较快。例如，上海市女性 1972—1999 年生殖系统恶性肿瘤发病率持续增高，子宫体癌发病率从 2.49/10万上升至 4.75/10 万，卵巢癌发病率从 4.77/10 万上升至 6.88/10 万。

从近年北京市几家三级甲等医院的调查得出，护士的恶性肿瘤患病率达 18.3‰。不同医院和不同科室之间存在差异；肿瘤医院护士的恶性肿瘤患病率高达 40.1‰，高于其他医院的护士；手术室护士的恶性肿瘤患病率为 49.0%，高于其他科室的护士。护士的恶性肿瘤以乳腺癌、甲状腺癌、子宫颈癌常见，平均发病年龄为（40.9±7.8）岁，患癌者工龄平均为（20.3±8.0）年。

五、其他慢性疾病的发病年龄提前，间接影响生育健康

1. 慢性疾病对生育功能的影响　目前，糖尿病和心血管疾病等慢性疾病

的发病率增高，发病年龄提前。慢性疾病药物在不同程度上影响生殖系统的正常功能，如长期服用镇静剂、抗焦虑药物、催眠药、降脂药和降血压药等，可影响雌激素、5-羟色胺（5-HT）、多巴胺、血催乳素、性激素结合球蛋白（SHBG）的水平，导致内分泌功能失调，损害女性生殖系统的正常功能。同时，慢性疾病患者免疫功能下降增加生殖道感染的概率，可并发尿失禁，降低性唤起和性高潮的能力，导致生殖系统功能障碍。

2. 卵巢早衰引发的骨关节疾病风险增高　骨质疏松是骨质流失的结果，表现为疼痛、肌无力及骨折风险增高。卵巢早衰引起雌激素水平下降，骨质流失，导致骨质疏松症高发。另外，卵巢早衰的女性容易患骨关节炎，这是一种伴有疼痛的退行性骨关节病变，常累及多个关节，导致日常生活受限，职业技能减弱或丧失。

女性全生命周期的健康都值得关注，但在不同阶段有不同的健康问题，生育健康问题是女性健康的核心问题，需要加强研究与服务。

第四节　职业女性的生育意愿与生育健康

《中国妇女发展纲要（2021—2030 年）》在妇女与健康策略措施中指出，应加强妇女健康相关科学技术研究，提高生育健康水平。2016 年中共中央、国务院印发的《"健康中国 2030"规划纲要》也明确提出，健康是促进人的全面发展的必然要求，是经济、社会发展的基础条件，也是全国各族人民的共同愿望。女性承担着家庭劳动和生产劳动的双重任务，还承担孕育下一代的重大责任，工作环境对其身心健康带来不同程度的影响。本文就女性生育意愿和生育健康问题进行探讨，分析职业因素对女性生育行为的影响。

一、　生育能力及其影响因素

生育能力又称生育力，是指女性产生卵母细胞、受精并孕育胎儿的能力，也就是通常所说的生育子女的能力。本研究把不孕作为衡量生育力的一个指标。

1. 不孕定义　有正常性生活、未采取避孕措施的情况下，12 个月未受孕的情况。不孕分为原发性不孕和继发性不孕，原发性不孕是指婚后有正常性生活、未采取避孕措施而从未成功受孕；继发性不孕是指曾经有过妊娠史，有正常性生活、未采取避孕措施，连续 12 个月未受孕。

2. 女性不孕原因　女性不孕主要有以下因素：①生理和病理因素，如自身免疫力和疾病的因素，或输卵管、卵巢、子宫、宫颈和阴道因素等；②社会心理因素，如被家人催着急于要求妊娠，或压力过大而造成的精神过度紧张；③知识与技能欠缺，如缺乏生育健康的基本知识和性生活基本技能等；④职业因素，如工作、生活矛盾冲突对女性生育带来影响。女性在各行各业充当着主力军的作用，很多行业存在接触有害因素的工作岗位，给生殖系统带来不良影响；同时，女性在家庭承担养儿育女及照顾老人的责任，是家庭成员的主要照护者；工作、生活矛盾冲突日渐突出，双重压力影响女性生育力。

二、女性生育意愿及其影响因素

生育意愿是女性对生育行为的态度和看法。生育意愿和生育行为之间有着密切联系，但不一定一致，有多种因素使女性放弃生育行为，除个人身体因素外，职业和经济压力是主要原因。

生育意愿受许多因素的影响，现代女性不愿生育的原因主要有经济成本（包括生育养育、教育、医疗及娱乐等）、时间成本、机会成本及心理成本等。经济成本过高是当前年轻夫妇不生孩子的主因。另外，有些女性因担心暂停工作和再就业的风险，不愿在妊娠和生育过程中投入大量的时间和精力。已婚妇女为了保存生育能力，不得已选择冻卵手术等生殖保存手段，然而这项技术最终让女性成功妊娠的比例不到 20%。

有 82.1% 的已婚女性认为一个孩子太孤单、不利于孩子成长，希望有两个或多个孩子，而有生育意愿的女性实际生育二孩的比例较低。经济压力是最主要的影响因素，而居住地点和环境、是否原生家庭、现有子女数量及生育政策也是影响育龄女性生育意愿的重要因素。生育二孩的意愿在不同民族、职业、文化程度的人群中呈现明显差异。生育政策放开后的遇冷情况可能是女性生育意愿的真实体现。由于女性的受教育程度不断提高，不同年代女性的婚育观念也随之发生变化，20 世纪 80 年代出生的女性初婚年龄比 20 世纪 50～60 年代出生的女性晚 2.22 岁。

综上所述,影响生育意愿的因素如下:①生育政策;②个人和家庭因素,如年龄、教育水平、职业,个人身体状况和家庭支持等;③社会经济文化因素,如地区、经济水平及社会保障等因素。

三、 职业与生育的矛盾冲突影响生育质量

二孩政策实施以来,女性生育和就业的矛盾问题更加突出。随着女性受教育程度的提高,刚进入职场时正是最佳生育时机,而这个阶段的女性也是职业发展的黄金时期,受多种因素的影响,在职业发展和生育孩子之间做两难选择。而随着年龄的增长,成年女性卵子质量下降,生育质量降低,生育力低下导致受孕困难,并且女性生育年龄增大,子代的出生缺陷率也会随之升高。

研究表明,患不孕症的女性负面情绪明显高于正常生育女性。受传统观念的影响,女性在生育问题中承担比男性更多的责任,不孕对于女性来说代表着地位和能力的丧失,因此更容易产生负面情绪。

此外,妊娠质量下降表现为妊娠期相关疾病发病率升高。妊娠高血压综合征、妊娠剧吐和妊娠期贫血的发生较为普遍,职业女性发病率高于非职业女性;妊娠期压力不仅会引起妊娠相关疾病的发病率升高,还可能对子代健康带来不良影响,影响子代的智力及行为发育。另外,居高不下的自然流产也是妊娠质量下降的一个重要反映。

四、 有害因素对孕期健康及其子代健康的影响

对于工作场所接触有害因素的女性,妇科疾病患病率和月经异常率均高于不接触有害因素的女性,围绝经期和绝经年龄比不接触女性提前 1～2 年,经常加班的女性,月经异常和患妇科疾病的患病率高于正常工作时间的女性。因此,长时间工作和接触有害因素是影响女性生育力的危险因素,其他还有经济收入、长时间久坐不动、工作负荷大、夜间工作等因素,这些均加重了女性生育困难。

有毒有害化学物对胚胎发育及子代健康产生不利影响。例如,铅、汞、锰、

砷和镉等多种金属元素具有神经发育毒性，损害新生儿神经系统的发育。铀可以导致神经元和胶质细胞死亡，使神经元数量减少，神经元树突及树突棘减少；压力与有害因素暴露的协同作用增加了对子代神经发育的损害。早期研究表明，孕期铅暴露是导致子代先天畸形的"头号杀手"，苯、无机汞、有机磷和三硝基甲苯等化学物同样也可导致子代先天畸形。苯具有强的细胞遗传毒性，可引发多种类型的染色体畸变。

另外，接触高强度噪声也对女性的生殖系统造成不利影响，如接触噪声（声压级＞85dB）的纺织行业女性的月经异常、早产、流产、妊娠并发症的发生率都明显高于不接触噪声的女性。压力应激对女性生育功能的影响表现为受孕困难、生育低出生体重儿等。

不同职业因素产生不同的生育健康损害。研究显示，女性在职业活动中接触有害因素致使生育风险增高、生育能力下降、不孕不育率增高。工作负荷大、经常加班及夜间工作的女性不孕风险较高。生育既是家庭的事，也是国家、社会的事，怎样让职场女性想生、敢生和能生？要想生育健康的下一代，就需要保护女性的生育健康，需要国家在关爱女性健康和解除后顾之忧的制度上加大投入。

第五节　职场社会心理因素与女性健康风险

随着国际化趋势、全球竞争加剧，信息和沟通技术的无边界趋势，以及劳动力结构的变化，女性面临的社会经济文化因素及其生育健康风险更加复杂。如何控制传统职业女性有害因素带来的生育健康风险，以及减少社会经济文化等因素所致的风险，成为一个新课题。

一、职业女性的健康风险

1. 职业女性面临复杂的生育健康风险　随着职业女性队伍的不断扩大，在某些劳动密集型行业，70%以上的一线岗位由女性承担，超过50%的一线女性在工作场所接触有害因素。同时，随着新材料、新工艺、新技术的应用，女性面临的职业危害更加复杂。

与此同时，女性面临的职场社会心理因素也更加复杂。当代女性的生育年龄普遍提高，加上二孩和三孩政策放开以后，女性面临高龄孕产带来的生育风险。随着年龄的增长，女性的生殖细胞衰老、质量下降，以及接触有害因素的概率增大、时间增长，高龄孕妇及其家庭普遍存在更多的担忧，是否能够安全度过妊娠期和分娩期，以及新生儿是否能够健康降临，这些担忧尤其给孕妇带来心理压力，成为一个心理应激源，从而影响高龄孕妇的心理健康和生育健康，高龄孕妇发生产前焦虑和产后抑郁的比例增高，孕产过程中的问题也更常见。

研究表明，对于父母年龄在 40 岁以上的新生儿，其可能存在与孤独症、精神分裂症等有关的基因突变，同时也可能存在与其他多种出生缺陷有关的基因突变，此类基因突变可能由遗传因素导致，也可能由后天环境引发。

2. 现代女性面临更为复杂的健康问题　由于职业相关因素更加复杂，现代女性面临的健康问题也更加复杂。女性的职业健康更多与生育健康问题、子代健康问题关联，表现为妊娠相关疾病、孕产期心理健康问题、子代的出生缺陷等发生率增高，生育困难现象越来越普遍。

本研究涉及医药、电子制造、机械制造、制鞋、冶金、铁路、金融等多个行业、多个岗位的职业女性。调查显示，职业女性的月经异常发生率平均为 34.9%，生殖道感染的患病率约为 50.5%，不良妊娠结局的发生率为 61.8‰，1 年不孕率为 25.4%；心理健康问题总阳性率为 33%，主要表现为强迫症、躯体化症状和抑郁等。

3. 工作不稳定给女性带来的健康风险　工作流动性大的女性是一个特殊群体，她们大多从业于中小企业。在工作环境中接触职业危害的女性以临时工、外包业务的方式就业，处于工作条件较差、社会地位较低、劳动保障相对缺位的境地。由于工作不稳定、工作环境条件恶劣、职业层次低，接触有害因素比例高，可及的劳动保护和健康服务资源相对缺乏，面临更高的健康风险及更为突出的健康问题。

在生育多孩和就业选择中，流动女性处于更为被动的地位，一旦妊娠往往自愿或非自愿地放弃工作，回到家庭或返回原籍。研究表明，男性流动人口意愿生育子女数高于女性流动人口，当女性的生育意愿与男性不一致时，大多数女性往往迫于各种压力而服从男性意愿。一是因为从妊娠到生育面临较大的风险；二是养育子女耗费更多的时间、精力；三是因为职业层次低、自主性差、工作和生活矛盾更为突出，因而流动女性生育意愿低下。

二、 女性健康面临的新机遇和新挑战

1. 健康优先是健康中国建设的核心理念和基本原则，这个原则要求把促进健康理念融入所有政策。

《中国妇女发展纲要》在妇女与经济中强调保障女职工的劳动安全和健康，降低女性职业病发病率的目标。《女职工劳动保护特别规定》强调，提高用人单位和女职工的劳动保护意识；将女职工劳动保护纳入劳动保障监察和职业健康监管；督促用人单位加强对女性特殊生理时期的劳动保护，加强职业防护和职业健康监护，保障女职工在工作中免受有害因素的危害。

2. 经济全球化给女性健康带来的新挑战。经济全球化使劳动力市场更加灵活多变，在某种程度上降低了劳动立法对劳动者的保护，导致对某些群体的劳动保护缺位，影响着女性的职业健康，侵害女性劳动者权益的事件时有发生。

随着信息技术的迅猛发展，以及相关政策的推动，女性健康面临更多不确定因素。技术的发展、弹性工作条件及全球经济一体化也给女性带来了更多的挑战和压力，而互联网和电子设备所带来的无边界沟通方式使得雇主强化对员工的控制，因此选择弹性工作模式也可能意味着每天要工作更长的时间，工作和生活无法分清，任何时候都要随时应对工作上的事情或始终处于应激状态，在家工作的女性更累，休息和恢复时间更少，不能及时得到放松。

3. 女性就业的职业层次偏低。女性就业者多聚集于服务性行业和劳动密集型行业，如幼教、护理、文秘、服务等，企业负责人、法人、中高层管理人员及高级专业技术人员中男性占 60%以上。生育政策放开以来，这种趋势更加明显，有些女性不得不放弃职业晋升的机会，把更多的精力投入到生育与养育子女上，在工作中投入的精力与获得的机遇减少，女性就业面和职业发展通道进一步缩窄，职业层次偏低的现象将持续存在。

工作环境的改变与家庭生活的改变是密切相关、相互影响的，女性在生养孩子与工作之间的矛盾冲突进一步加剧，带来前所未有的压力。调查发现，26～40 岁年龄组的女性心理问题更加突出，主要表现为强迫症、躯体化和抑郁倾向，压力相关疾病明显增加。这个年龄组的女性在单位里多数是骨干，承担繁

杂的工作任务，同时生育养育孩子需要付出大量的时间、精力，对职业生涯带来冲击，女性不得不减少职业发展和继续学习深造的机会，或者放弃个人休息、娱乐的机会，像机器一样围着工作和孩子运转。

三、 女性职业健康研究对策

1. 拓宽职业健康保护对象　世界卫生组织（WHO）倡导的"职业"包括所有女性在家庭内或家庭外完成的、有工资及没有工资的工作，涵盖农业劳动、家务劳动、家政服务等。作为一个具有 3.46 亿女性劳动力的制造业大国，有近 1 亿的女性劳动者接触职业性有害因素，女性职业健康保护面临严峻的挑战。

2. 拓宽职业健康保护的工作领域　现代职业健康研究既要针对接触职业危害的女性群体，又要针对面临复杂社会心理因素的女性群体；既要关注生育健康影响，也要关注心理健康影响；需要拓宽研究和服务领域，并开展多层次的调查研究。

（1）开展职业相关因素对女性健康影响的流行病学调查。运用生殖职业流行病学研究方法，分析职业因素对女性生育健康（月经、生育、妊娠、卵巢早衰等）的影响，尤其针对我国女性生育力下降、不孕不育率升高的问题；运用心理学方法研究职场社会心理因素对女性身心健康的影响；探讨多层面的影响因素和路径，为特殊生理时期的女性健康保护提供策略措施。

（2）开展生殖系统重点疾病及其影响因素的相关研究。针对我国某些行业女性乳腺癌、宫颈癌等生殖系统恶性肿瘤高发的情况，采用新方法和新技术开展高危因素与高危人群的追踪调查，研究相关的影响因素及个体的易感性等。

（3）利用新方法和新手段开展干预策略研究。生育政策实施以来，出生缺陷率存在增高趋势，从技术层面开展深入的研究显得更为迫切。

3. 完善相关的法律法规，优化公共政策与支持环境　要建立多部门协作的良好运行机制，发挥专业机构的作用和用人单位的主体责任，动员非政府组织在发现问题与需求、提供解决思路、改善公共策略等方面的作用，保护与促进女性劳动过程的健康与安全。

（1）完善相关法律法规。应启动修订《女职工禁忌从事的劳动范围》和

《女职工保健工作规定》，与时俱进，适应新的经济体制和现代用工制度下的女性保健需求。同时，应针对不同需求，制订不同行业女性职业健康保护工作指南。

（2）优化公共卫生政策，营造有利于女性健康发展的支持性环境。用人单位改善工作环境与条件，有利于保护优质女性劳动力，如建立休息室、哺乳室、幼儿园等解除女性生养孩子的后顾之忧；在工作场所开展群体干预，行为模式往往有集聚性，通过示范作用影响和引领女性群体效仿；提高职业技能和劳动保护技能，预防工作场所及劳动过程中的健康损害；倡导健康文化，传播健康知识，提高职业健康素养，践行健康生活方式，自觉维护自身健康；开展职业健康管理，提供相关的健康服务与技术，为女性健康保驾护航。

同时，在新形势下，建议有条件的单位可提供更多弹性工作条件和工作模式，改善社会心理环境，促进女性健康。

4. 开展重点人群健康风险评估与管理　对重点行业、重点岗位的女性开展生育健康风险评估，发现高危人群及其影响因素，保障女职工劳动过程和全生命周期的健康；针对待孕女性开展备孕教育，把职业健康意识作为培训教育的重要内容，让女性在孕前脱离有害因素接触；对于高危人群开展监测、评估和管理，预防和控制出生缺陷、不孕不育及相关健康问题的发生发展。

最后，呼吁有关部门高度关注并提供支持，社会各方共同努力，共同推动女性职业健康研究与服务向纵深人性化发展。

第六节　职业模式对女性健康的影响分析

女性就业率的提高和职业模式的改变在极大程度上改变了女性的社会角色和社会地位，影响女性在生产劳动中的角色扮演，同时也影响女性承担孕育下一代的责任，以及女性在承担家务劳动和家庭成员照护中的责任。

现代用工制度下工作时间过长、工作压力过大、轮班作业、不良工作体位、工作满意度低、紧张与焦虑等已成为女性职业模式的常态。在复杂多变的职场活动背后，女性的生育健康问题凸显，主要表现在月经异常和生殖道感染发生率增高，妊娠相关疾病和出生缺陷率居高不下，生育能力与生育意愿降低等。

21世纪以来，生育力下降已成为一个全球性的问题，表现为受孕时间延长、不孕不育等。调查发现，某些行业女性 1 年不孕率平均值超过 20%，一方面受孕时间延长，另一方面妊娠后出现先兆流产和自然流产的比率增高。职业和生活环境中的有害因素暴露通过影响生殖内分泌系统而增加女性生育健康风险，导致生育能力下降，或通过生殖系统疾病间接影响生育力。例如，不良工作体位（久坐或久站）、不良管理模式（工作时间过长和夜间工作）等导致女性生物节律紊乱、消极情绪增多，过度疲劳与倦怠，间接增加女性的生育风险。

如前文所述，长期接触有害因素导致妇科疾病患病率、月经异常率和流产率增高，卵巢衰老和绝经年龄提前。铅、汞、镉、苯、锰、砷等化学物可破坏生殖内分泌系统，导致不孕、自然流产、胚胎发育不良、出生缺陷等；工作时间过长、夜间工作、工作压力过大对女性生育功能也有一定的影响，长期处于过度紧张和焦虑状态的女性受孕时间延长，子代低出生体重儿的发生率增高。

优化职业模式是提升女性工作满意度和幸福感的重要途径，也是保护生育健康的有效策略。改善工作环境，加强劳动保护，减少和脱离有害因素暴露，尤其是备孕期和孕期女性，应避免接触影响生育健康的因素和作业；科学设置劳动组织、改善福祉以缓解过度疲劳、保护生育力，如减少持续工作时间，增加工间休息时间，增设必要的休息和锻炼的场地与设施；加强生育健康培训教育，提升职业健康素养，提升职业健康保护及自我健康管理能力。

一、接触有害因素职业模式下女性生育健康问题突出

我国劳动密集型行业的一线岗位从业人员以女性为主，她们普遍接触职业性有害因素，从而导致生育健康风险较高。有害因素在不同浓度和强度下给生育健康带来不同的损害作用，一般情况下浓度或强度越高，健康损害越严重。例如，孕期接触高浓度的三氯甲烷可导致自然流产或胎儿损害等健康效应；长期暴露在有害因素不超标的作业环境中也可能对女性生育健康造成慢性不可逆的损害。

前期调查发现，铁路行业的高铁乘务人员和石油化工行业的女性，生殖道感染性疾病约占 51%，石油化工行业和医疗行业的女性，月经异常发生率约

占41%，明显高于本调查的均值。原因可能与高铁乘务人员特殊的工作性质、石油化工行业接触多种化学物、医护人员工作压力大和接触某些特殊药物等有关，应该引起相关行业的足够重视。

某些行业女性的不孕不育问题更为突出，如金融行业、餐饮和家政服务行业、石油化工行业、冶金行业、铁路行业等。需要采取有针对性的预防控制措施，加强职业防护，减少工作中有害因素对健康的影响，切实保障女性健康。

二、 高压力职业模式下女性心理问题突出

女性面临过高的工作压力，相应的心理问题也较突出。约1/3的女性存在强迫症、躯体化症状、抑郁等心理问题倾向；心理问题与过高的压力相关，女性在高压力情境下更容易引发心理问题。26～45岁的职业女性面临更为突出的工作、生活矛盾冲突，这个年龄阶段的女性承担更多的生育、养育孩子的责任，与工作责任存在更多的矛盾冲突。

因此，针对一些重点行业、重点岗位和重点人群，应开展女性生育健康监测、评估、防控、培训和干预，提供职业（生育）健康服务；政府部门、用人单位和劳动者应共同参与。

第七节　噪声暴露模式对女性生育健康的影响

噪声是一种极为常见的职业性有害因素，广泛存在于机械、纺织、冶金、电子等各类行业的生产过程中。随着对噪声健康危害认知的不断深入，人们发现噪声除了造成听力损害之外，还具有诱发其他系统疾病的风险，如心血管系统疾病、神经精神系统疾病、生殖系统疾病等。其中，噪声对生殖系统的影响不仅给噪声暴露者自身带来不良健康影响，还可影响子代的健康与发育。噪声给女性生育健康带来的不良影响最直接地反映在月经功能紊乱上，孕前接触可导致受孕时间延长，孕期接触可导致自然流产率增高、低出生体重儿发生率及早产率增高等。

噪声作业女性往往与工作环境条件不良并存，存在多种有害因素，如振动、重体力劳动、轮班、工作时间长等，这些因素也可能导致月经功能改变，

因此在研究中要区分是噪声直接所致的健康损害，还是其他因素所致的健康损害，或者是有害因素叠加引起的健康损害。通常情况下，噪声和有机溶剂、噪声和夜间工作、噪声和加班工作等，多种有害因素叠加时更有可能引发严重的健康问题。

随着噪声强度加大和接触时间延长，月经异常的危险性增高，月经异常的发生率升高。噪声暴露可使女性月经周期的长度缩短；年轻女性长期暴露于高强度噪声中可导致痛经的发生率增高 2～3 倍。

一、流行病学研究资料

噪声作业的特征性健康危害效应是噪声聋。一项基于亚洲 8 个国家（含中国）的噪声健康损害研究表明，噪声暴露水平在 89～169dB（A）的司机，噪声聋的最大检出率为 89%。

国内外多项研究对孕妇噪声作业致不良妊娠结局风险存在不一致的结论。主观噪声评价资料分析结论显示，中国的研究认为噪声暴露不会足以显著增加孕妇早产、先兆流产、娩出小于胎龄儿及先天畸形胎儿的风险，而加拿大的研究结果显示噪声暴露孕妇娩出小于胎龄儿的风险略微升高（优势比 OR=1.2，95% CI 为 1.0～1.5）。客观噪声评级资料显示，芬兰的研究认为噪声暴露孕妇娩出子女的体重低于未接触噪声者，体重均值下降为 318g；我国的研究表明，噪声暴露孕妇自然流产和娩出低体重儿的 OR 值为 2.2～3.9，具有统计学意义；美国的研究表明，噪声暴露孕妇早产及其围生期死亡风险未见明显变化。提示基于噪声暴露水平的人群研究还需要进一步深入调查。

在环境噪声暴露方面的研究显示，反复性先兆流产在噪声暴露孕妇中被更多地检出，OR 值为 5.39（95% CI 为 1.03～28.2），且在现居地每日环境噪声暴露 6 小时以上者更为明显。然而，这些研究的噪声评定结果来源于主观评价。加拿大环境噪声暴露孕妇早产儿风险未见明显变化，但低体重儿和小于胎龄儿的风险轻微升高，OR 值分别为 1.11 和 1.10。

在慢性长期噪声暴露方面，以 8 小时加权值作为噪声接触水平的衡量标准，当孕妇噪声接触水平超过 85dB（A）（8 小时）时，不会造成低体重儿、先天畸形、早产、胎儿生长不良等结局风险的显著升高；同时，尚未得出噪声与先兆流产或产程提前有关的确切结论。同样，航空器噪声与低体重儿的关系结论仍需深入论证。

我国一项针对304例纺织行业噪声作业女性和203例对照组的调查结果显示，噪声暴露对女性生殖功能有明显影响。当噪声强度达97～105dB（A）时，女性的腹痛、烦躁发生率大于对照组；当噪声强度达85～94dB（A）时，女性的腹痛发生率亦高于对照组。而其他如痛经、腰痛、难产、妊娠高血压综合征、妊娠贫血等异常发生率与对照组间无明显差异。此外，随着工龄的延长，噪声暴露女性出现生殖功能异常的概率明显升高。其中，噪声作业工龄超过10年的女性出现呕吐、腰痛、先兆流产及死产的概率明显高于工龄低的女性。另有研究对纺织行业噪声作业女性的健康进行分析，认为该行业女性作业场所噪声超标率严重，所检点位的噪声合格率仅为21.2%，纺织车间以高频噪声为主，其余车间为中低频噪声，噪声暴露组的工龄为4～20年。对于203例次噪声暴露强度在76～90dB（A）的女性，妊娠中自然流产和死胎发生率显著高于对照组。

噪声所致女性生育结局还可能因不同年代而出现特征性变化。以纺织女职工为例，20世纪70年代由于生产设备落后、生产环境噪声暴露强度高，噪声作业女职工不良妊娠结局发生率高，尤其在织布、细纱车间；到80年代中后期至90年代，通过更新设备，不断改善劳动条件和作息制度，孕妇暴露于高强度噪声的情况越来越少，不良妊娠结局的发生率也逐渐下降。

除噪声对女性生殖生育影响的研究外，噪声对子代听力影响或对男性不育影响的研究也有所涉及，但还缺乏系统性综述。与非噪声作业孕妇相比，孕期暴露于85dB（A）噪声作业时子代的听力损伤风险上升至1.27倍；当孕期女性在围产期内的休假时长短于20天时，其子代听力损伤风险上升至1.82倍；另有基于202例研究对象的病例–对照研究揭示，噪声为男性不育的危险因素，完善的系统性综述还需依赖高质量的研究资料。

二、动物实验研究结果分析

近年来的研究提示，噪声可降低雄性大鼠的生育能力。啮齿动物实验结果显示，相较于 0、95dB（A）和 105dB（A）噪声接触（2 小时/天）大鼠，115dB（A）噪声接触大鼠 60 天后与生育能力相关的组织病理形态和激素水平变化程度更为显著，具体表现为生精小管直径和上皮层厚度的降低、小管间结缔组织增厚呈纤维化伴空泡状改变，外周血皮质醇和促肾上腺素水平升高而睾酮水平降低。双亲大鼠始终处于噪声接触条件直至第一代娩出为止，随后第一代中的受孕大鼠接触不同时长周期的噪声（0、8 周和 14 周），观察其后代睾丸形态变化特征。接触噪声组的大鼠睾丸小于非接触噪声组，接触噪声组的大鼠生精小管呈萎缩状态，且生精小管间质细胞和上皮增生细胞明显有异于非接触噪声组。提示噪声通过生精小管细胞凋亡或抑制雄性激素水平而影响生育能力。一项针对噪声健康危害预防性用药的初期动物实验研究认为，蜂蜜和维生素 E 有助于缓解噪声对睾丸实质细胞的凋亡与坏死率，且蜂蜜对维持细胞活力的效果优于维生素 E。尽管该研究结论及其具体生物学机制尚待探讨，但此类物质的服用与否有助于为我们分析噪声暴露人群生育能力结论的差异提供新的思路和基础。

　　尽管流行病学资料关于噪声导致流产的证据尚未统一，但我们可以从动物实验中得到一些启示或探寻新的标志物。已有研究将囊胚植入小鼠子宫后，随后使其接触外源性声波刺激，以此观察囊胚植入过程中一系列生物分子的变化情况。该研究表明，声波处理组的小鼠宫内囊胚植入数量显著少于对照组，声波处理组小鼠的囊胚植入相关基因均被抑制。这些发现或可为筛选噪声所致孕期不良生育事件的生物监护指标提供借鉴。

三、　毒理学潜在机制

　　物理因素健康危害机制研究有助于人们理解噪声的致病机制，并可为其所致的生殖功能和生育能力损害作用途径研究提供必要的依据。动物实验表明，噪声不仅对母体造成生理功能和病理形态的改变，还可造成其子代器官功能的异常；而下丘脑–垂体–肾上腺轴在噪声所致异常生理、病理变化中具有潜在功能。系统性的毒效机制可为解析噪声所致的母体和（或）其子代的不良生殖结局提供有益借鉴。噪声综合生物机制模型表明，当机体噪声暴露后，应激信号首先传递于听觉丘脑，继而促使下丘脑兴奋，而下丘脑兴奋可产生一系列生理效应。在内环境处于相对稳定时，机体可应对外源性噪声，控制或减少不良健康危害效应。而当机体内环境处于相对紊乱的条件下，机体不足以控制或消除噪声刺激所带来的不利结局，从而诱发机体心血管、代谢甚至呼吸系统功能紊乱。在噪声对机体产生器质性和（或）功能性损害时，还可产生前炎症因子、系统性炎症效应，继发呼吸道感染、氧化应激紊乱、内皮细胞舒缩功能异常、动脉粥样硬化改变。交感肾上腺和下丘脑-垂体-肾上腺轴作为重要的神经内分泌系统，可产生广泛的生理学效应。而该类通路过度的分泌和活化可抑制免疫系统，改变低密度脂蛋白水平、增加血液黏滞度、扰乱胰岛素功能。这些不利后果引发孕产妇罹患心血管病变和代谢异常综合征的风险。而下丘脑-垂体-肾上腺轴有助于从神经内分泌系统角度解析噪声所致生殖功能和生育能力损害结局的相关风险因子。

四、 噪声暴露对生育健康影响研究展望

随着物理因素评价标准与职业接触限值的更新和发展，噪声的阈值问题有了新的发现，对噪声危害健康问题的研究提出了新要求。个体间对噪声存在反应差异，每个个体随着年龄的增长，其对噪声的敏感程度也会出现差异。2010—2012 年，韩国 23 621 例（男性 10 611 例、女性 13 010 例）的调查结果显示，随着年龄的增长，全频率声音的阈值升高，30 岁以上者的 3kHz、4kHz 和 6kHz 声音阈值在男女两性中有显著区别，其中 4kHz 阈值变化更加明显。这为听力损失鉴定及听力健康防护政策和标准研制提出了新思路。此外，随着生育年龄的推迟，甚至高龄备孕夫妻数量的增多，加之高年龄段与低年龄段在声音阈值方面存在的差别，应加强噪声对生殖生育能力影响结局的研究。若噪声对男女双方生殖生育能力有影响，那么不同生育年龄段男性或女性是否应建立与其性别相适应的职业接触限值。在噪声对男女双方生殖生育有潜在健康危害的情况下，胎儿是否对噪声更为敏感。胎儿可接受的声音水平标准的提出已有 30 多年，但大部分建议仍未得到较好落实。因此，应加强对胎儿的声音容许接触水平的研究。胎儿不良健康结局是母体接触噪声后产生的继发效应，也是噪声直接对胎儿造成的后果，但尚未得到充分解释。噪声对女性造成系统性不利影响，如高血压风险增加，孕

期血压大幅度变化势必会对母体造成不良后果，也对胎儿不利。虽然孕期女性享有一定健康生育权益，但可能出于自我保健意识薄弱或经济压力问题会继续在接触噪声的岗位工作。虽然接触噪声所产生的健康损害不像接触有机溶剂或重金属的急性或慢性中毒那样明显，但噪声的单独作用或噪声与有机溶剂的协同作用均会对女性甚至其后代造成潜在健康危害。因此，应依照"预防为主"的原则，对噪声所致生殖生育不良影响问题加以重视和防范，充分保障女性的健康生育权益。

第八节　保障职业女性生育健康的基本策略

生育健康保护是女性职业健康保护的核心，本节从减少职业健康风险、构建生育健康保护的支持性环境和提升女性职业健康素养等方面提出策略措施。

一、女性健康是女性发展的基础，从政策层面推动

《中国妇女发展纲要（2011—2020 年）》把妇女与健康提到了 7 个领域目标策略的首位，体现了健康优先的原则，强调加强妇女健康相关科学技术研究，加强对妇女健康主要影响因素及干预措施的研究，推广促进妇女健康的新技术和适宜技术；提高妇女生育健康服务水平，大力普及生殖健康知识，提高妇女自我保健意识和能力，提供规范的全生命周期生殖保健服务。

在妇女与经济中也强调，保障女职工职业卫生安全。不断完善女职工劳动保护法律法规，规范企业用工行为，依法处理侵犯女职工权益案件；开展职业病防治宣传教育，提高女职工自我保护意识，加强劳动保护，禁止安排女职工从事禁忌劳动范围的劳动，减少职业病的发生。

2021 年 8 月，国务院常务会议审议通过了《中国妇女发展纲要（2021—2030 年）》，此纲要围绕健康、教育、社会保障和福利、家庭、环境、法律等领域的目标提出策略措施。进一步强调落实男女平等基本国策，落实同工同酬；保障女性享有接受教育、就业创业、参与决策和管理等方面的平等权利；拓展

支持女性全面发展的公共服务；完善社会保障体系，加强对困难妇女的关爱服务。而女性与健康仍然作为党和政府关心关注的首要目标，充分体现出女性健康是女性发展的基础，也是国家经济社会和谐发展的基础。

二、改善工作环境与条件，减少职业暴露

作为我国重要的劳动力资源，女性在工作场所面临的健康挑战与男性不同，其中一个原因是男性和女性往往在不同的工作岗位接触不同的职业危害，从而面临不同的健康风险，导致女性的某些疾病风险高于男性，如肌肉骨骼疾病（腕管综合征、肌腱炎、腰背疼痛等）、呼吸系统疾病、传染性疾病、焦虑和压力障碍、工作场所性骚扰、性别歧视和暴力等。

职业暴露对男性和女性的生育健康都可能造成不同程度的损害，但对女性健康损害的后果更为严重，影响到生殖和妊娠相关的问题。75%的女性劳动力处于生育年龄，当女性妊娠和生育时，职业暴露可能会影响到发育中的胎儿或婴儿，低水平接触有害因素可能对一般女性没有明显损害，但对于孕妇来说，可能导致流产率增高，也可能给胎儿或婴幼儿带来健康损害。

另外，女性压力相关疾病的发生率是男性的2倍，一方面女性对工作压力更敏感，因此对压力的过度感知可能带来更多的健康损害。另一方面女性在家庭中承担更多照顾孩子和老人的家务劳动，当家庭责任和工作需求发生冲突时，额外的心理压力会导致女性出现更多的身心健康问题。

例如，从事卫生保健工作的女性面临工作时间过长、夜间轮班工作、重体力劳动、医患纠纷风险和晋升难的压力，还可能面临接触药物、消毒剂及其他化学物，以及呼吸或血液传染病等致病微生物的风险和伤害；从事制造业的女性可能面临接触危险化学物（如重金属和有机溶剂等）、接触物理因素（如噪声和振动等）、强迫工作体位、长时间工作等风险；从事销售的女性面临压力大、工作时间过长、工作中的性骚扰、肌肉骨骼损伤等风险；从事交通运输和公共事业的女性可能面临交通事故和呼吸系统疾病的风险；从事农林牧渔业的女性可能因接触农药等化学物、生物因素及重体力劳动，存在中毒、呼吸系统疾病、微生物感染及肌肉骨骼损伤的风险。另外，女性比男性更

有可能从事临时性或兼职工作，与传统工作安排相比，临时性工作可能面临更差的环境和条件、收入更低、福利更差，健康、安全和失业风险更高，如煤矿行业的选煤工、家政服务的钟点工等。

此外，企业应提供符合女性需求的防护口罩、工作手套、工作靴及其他防护设备，合理使用个人防护用品和防护服才能确保良好的防护效果。

三、提升职业健康素养，保障女性职业健康

健康素养是衡量国家公共卫生水平和人民健康水平的重要指标，提升健康素养是保证全民健康的一项经济有效的策略措施。

职业健康素养通常指个人在工作中具有职业健康知识获取、理解和处理能力，从而做出恰当的决定。由此我们把女性职业健康素养概括为女性在工作场所应当具备的职业健康知识的学习能力、职业健康风险的感知力和沟通能力、职业危害的防护能力和自我健康管理能力。

提升职业健康素养是维护女性健康的关键。具备职业健康知识与技能是避免职业病、保护职业健康的根本保证。具备良好健康素养的女性，更可能参与营造健康工作环境，促进性别平等、公平劳动、体面劳动。

职业健康素养包含基本知识、基本行为、基本技能 3 个方面。

基本知识包含相关的法律法规，劳动者享有的权利义务，用人单位在职业病防治中的法律责任和社会责任，工作场所有害因素、健康危害及职业防护，有害因素对女性生育健康的特殊损害、女性禁忌从事的劳动范围及特殊生理时期的劳动保护，与工作相关的肌肉骨骼疾病的预防，职业压力、职业疲劳的原因及其健康影响等。

基本行为包含有害作业场所佩戴个人防护用品，遵守仪器设备使用及操作规程，参加用人单位组织的职业健康教育、职业健康检查、职业健康促进相关活动，参加各种心理健康促进活动，建立社会支持环境，保持良好的情绪和心态，养成良好的工作与生活习惯。

基本技能包含读懂警示标识、警示说明、化学品标签的技能，正确穿戴个人防护用品的技能，识别和处理健康问题及自我健康管理技能，应急设施使用与自救互救技能，法定职业病与职业相关疾病的预防技能，压力沟通、心理放

松技能，防范工作场所暴力和性骚扰的技能。

四、 构建支持性环境和条件

构建生育支持体系，减轻生育负担，协调平衡女性在职业发展和生儿育女之间的矛盾冲突，是提升生育率的又一个必要举措。

1. 减少工作、生活矛盾冲突　某种意义上讲，生育需求与发展需求无论对个人还是对单位都存在一定的矛盾冲突。生育需要女性付出大量时间精力，就业和职业发展同样需要女性付出大量时间精力，两者的矛盾冲突会给企业生产劳动带来一定的影响。

由于当代女性角色往往承担着多重角色，多重角色在时间、精力和财力等方面形成冲突，导致工作、生活失衡。如果不能合理分配时间，就无法承担好工作责任，或无法承担好家庭责任，或者个人的身心健康不能处于良好的状态。女性在照顾孩子和家务等方面付出更多的时间、承担更多的责任，而每天的工作时间比男性至少多 2 个小时，对于生育养育孩子阶段的女性来说，这种矛盾冲突更可能导致身心健康方面的问题，如抑郁、焦虑，或受孕困难、频繁流产。

工作、生活平衡需要从个人和组织层面共同推进。组织层面应提供支持环境，如政策支持、环境条件支持和心理支持等，个人层面应积极应对、扬长避短、做好自我管理、主动获取社会支持等。

2. 构建女性生育友好的社会氛围　生育支持体系应包含生育健康保护的内容，一方面要保障女性充分就业、进入社会生产领域，创造更多的劳动价值；另一方面要正视女性的生育价值，消除经济活动与子女生育之间的割裂状态，要提供社会化的育儿照料等公共服务。

构建生育支持体系，让女性有条件生孩子、有能力生出孩子，提高女性的生育意愿和生育能力才能提高生育率。在女性就业、健康保护、劳动防护和生育保险、子女照料等方面提供保障，加强生育保障制度建设，加强生育健康服务，加强女职工劳动保护和禁忌劳动范围研究，消除女性在就业过程中的性别歧视，推进生育保护、托幼服务、灵活工作时间安排等举措。

　　女性在职场应享有公平劳动和体面劳动。保护女性生育健康要从改善工作环境和条件、提升职业健康素养和建立支持性环境等方面同步推动，坚持管理层支持、职工参与、多部门联动、持续推进的原则。

　　国力的竞争主要体现在优质劳动力资源的竞争。在快速老龄化背景下，保护女性的职业健康和生育健康，发挥女性劳动力的主动性和创造力是促进经济社会和谐健康发展、维持劳动力资源良好循环的需要。

第二章
职业模式对女性生育健康的影响研究

　　——通过职业模式对女性生育健康影响的研究，发现职业相关的生育健康问题及其严重后果包括：影响生活质量及工作能力；影响优生优育；影响生育力。影响生育健康的因素包括工作场所接触有害因素、工作时间过长、高压力的职业模式。本研究聚焦于生育力问题，契合当今人口出生率下降的趋势，为探讨政策措施和技术措施奠定基础。

第一节　现代职业模式对女性生育力的影响研究报告

女性是推动经济社会发展和进步的重要力量。让女性积极参与社会和经济活动,对于提高女性的社会地位和经济地位、提升劳动生产力和社会整体经济活力具有重要意义。

辅助生育技术是解决生育困难问题不得已采取的手段,科学预防才是保障女性生育健康的根本途径。职业模式对生育力影响研究是目前缺乏关注的一个课题,亟待进一步加强。

一、研究概述

（一）项目目标与方法

1. 目标　以生育力为导向,从不同行业和职业入手,研究影响女性生育力的职业相关因素;探讨现代职业模式下女性生育健康的公共卫生干预策略,为保障女性生育健康和国家人口调控策略提供科学依据,为加强女职工劳动保护、促进女性健康和发展、促进劳动力资源可持续发展提供参考。

2. 方法　采用文献分析、现场访谈和问卷调查相结合的方法,在北京、上海、广东、湖北、湖南、江苏、浙江、甘肃、新疆等省（自治区、直辖市）选择女性较为集中的行业和职业,如金融、教育、铁路、石油化工、机械制造、医疗卫生、纺织、环卫、餐饮服务等行业,采用横断面调查的方法,以整群方便抽样原则选取调查对象。

（1）问卷调查:由项目牵头单位编制调查问卷,经过反复修改和预调查。问卷包括一般情况、职业情况、生殖健康等内容。

（2）查阅近10年的国内外文献资料,整理分析项目组前期的研究成果。

（二）项目特色及价值

1. 项目特色

（1）项目的研究设计建立在多年相关调查研究的基础上,有多学科咨询专家组的支持，有多年密切合作的团队，有各类企事业单位和行业协会的配合，有完成过多项调查的成熟在线平台。

（2）跨学科、多维度的研究：人文学科与医学相整合，人口学、社会学与医学相结合，预防医学和临床医学相结合；以社会学和人口学的方法研究公共卫生问题；定性研究和定量研究相结合，比较系统真实地反映要研究的问题；将公共卫生学和人口学、社会学相结合开展生育力研究，不仅要研究改善女性生育健康的公共卫生策略，还要研究社会政策干预模式。目前很少有学者从职业模式角度开展生育力和人口质量等方面的研究，而职业模式恰恰是一系列不可忽视的重要影响因素。采用在线调查的方式，并选择部分研究对象进行访谈，积累大数据，发现真实的问题与规律，并提供切实可行的干预策略。

2. 应用价值　我国正处在快速老龄化的进程中，研究分析发达国家已经出现的问题，借鉴他国的经验教训，为我国制订宏观人口政策、解决具体问题和采取具体措施提供参考。

本研究为政府有关部门完善女职工劳动保护、人口及生育相关政策提供参考依据；为保护女职工及其子代健康提供行动指南；为企业文化建设、女性生育健康管理及促进提供策略与指南；为平衡女性就业与生儿育女之间的矛盾冲突提供科学建议；为《中国妇女发展纲要》提供参考数据。

本研究对于改善中国人口结构与质量有积极作用，对于中国劳动力资源的可持续发展有积极意义，是一项关系国计民生的系统研究；对于改善女性职业环境，保护女性身心健康，提高女性工作满意度，提升工作效率有积极作用；对于平衡女性就业与生育之间的矛盾冲突提供了科学建议。

（三）研究成果

1. 论著《现代职业模式与女性生育健康》（作为提交结题验收材料）。以研究成果为脉络系统阐述职业模式对女性生育健康的影响及干预策略，包括职业女性的健康和发展、职业因素对女性生育健康的影响、相关地区的研究报告、相关行业/职业的研究报告4个主体部分，共收录38篇文章，约20万字。

2. 其他相关成果

（1）研究报告。《现代职业模式对女性生育力的影响及对策研究报告》《不同行业女性生育力现状及影响因素分析》《女性职业模式对我国生育率影响研究》《保护职业女性生育健康的基本策略》等 15 份；其他报告 23 份，包括各地报告 8 份、行业报告 15 份。选录论文 12 篇、研究报告 10 篇在阶段性成果中提交。

（2）在国家级核心期刊上发表论文 30 余篇，如《全国四省八行业女工职业模式与生殖健康相关性研究》《现代职业模式下女工的生育健康保护》《全国十五省市女工工作模式与心理健康相关性研究》，《我国不同地区不同职业的女性生育力问题比较及干预策略》，以及《女工工作时长与生育健康关联性的分析》等。

（3）提炼研究专报和提案建议 5 个：关于保护孕期和哺乳期女工，避免参与高风险应急救援工作的提案建议；关于关注人口出生率问题，加强生育健康保护的提案建议；关于加强心理健康服务，保护女工身心健康的提案建议；关于关注过度劳动问题，保护新业态职工健康的提案建议；关于加强职工健康保护，要求企业设立职工健康中心的提案建议等。

（4）指南性文件 2 个：《职业女性心理压力干预指南》和《工作生活平衡指南》。

（5）参与各类研讨会及论坛宣讲 10 余次，获得广泛好评和认可。

二、 研究结果与分析

（一）基本情况

1. 研究对象来源　采集问卷 52 793 份，有效问卷 50 598 份，有效率为 95.8%。涉及医药、石油化工、机械制造、冶金、铁路、电子、教育、金融、行政管理、餐饮服务行业及其他行业。其中，医药卫生行业的医师占 8.41%、护理人员占 19.25%，石油化工行业占 14.79%，机械制造行业占 13.48%，教育行业占 8.96%，电子行业占 7.88%，冶金行业占 7.39%，铁路行业占 5.66%，见表 2-1-1。

表 2-1-1　调查对象的行业/职业的分布情况

行业	人数	百分比（%）
医药卫生		
护理人员	9738	19.25
医师	4255	8.41

续表

行业	人数	百分比（%）
石油化工	7484	14.79
机械制造	6822	13.48
教育	4534	8.96
电子	3988	7.88
冶金	3738	7.39
铁路	2866	5.66
行政机关公务员	2586	5.11
金融	1270	2.51
餐饮和家政	1077	2.13
其他	2240	4.43
合计	50 598	100.00

2. 年龄　调查对象的平均年龄为（36.2±7.9）岁。调查对象的年龄构成中，36~45岁的女性比例较高，占33.6%，26~35岁的女性占33.1%，46~55岁的女性占19.4%，≤25岁的女性占10.3%，56岁以上及年龄不详的占3.6%。

3. 工作模式　包括轮班作业、不良工作体位等工效学因素，以及视屏作业、工作负荷大、经常加班和流动性大等因素，其中涉及轮班作业的占30.9%，不良工效学占25.4%，经常加班和工作负荷大分别占20.2%和19.5%，视屏作业和流动性大分别占16.2%和5.1%。有39%的女性接触有害因素，见图2-1-1和表2-1-2。

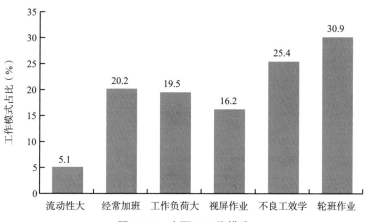

图 2-1-1　女职工工作模式

表 2-1-2　调查对象的工作模式（ *n*=50 598 ）

工作模式	人数	百分比（%）
轮班作业	15 625	30.9
不良工效学	12 867	25.4
经常加班	10 241	20.2
工作负荷大	9886	19.5
视屏作业	8207	16.2
流动性大	2560	5.1
接触有害因素	19 733	39.0

（二）妇科疾病及其影响因素分析

1. 妇科疾病及影响因素　妇科疾病或症状指患有乳腺增生、阴道炎、子宫肌瘤、白带异常或外阴瘙痒、子宫附件炎、卵巢疾病等，近 3 个月内经医院明确诊断者。

妇科疾病患病率为 41.1%，其中乳腺增生为 18.6%，子宫肌瘤为 7.5%，卵巢疾病为 1.8%；生殖道感染，如阴道炎为 10.8%、白带异常为 9.3%、外阴瘙痒为 6.7%、子宫附件炎为 3.8%，恶性肿瘤为 0.3%，其他妇科疾病为 1.8%。

恶性肿瘤占比最低，与调查方式有关，在企业内部组织调查，患恶性肿瘤的女性明确诊断后大多选择离开工作岗位，去医院治疗或在家休养。

2. 影响妇科疾病的因素　按行业分析，铁路行业女职工妇科疾病患病率高达 51.8%，石油化工行业次之，为 51.1%，行政机关行业为 43.8%，冶金行业为 42.5%，金融行业为 39.8%，机械制造行业为 35.4%，医药卫生行业为 38.0%，电子行业为 32.6%，餐饮家政行业为 32.0%。

按职业分析，教师的妇科疾病患病率最高（47.6%），公务员和技术人员分别为 44.4% 和 43.7%，一线工人为 42.1%，护理人员为 39.5%，医师为 37.0%。

3. 职业模式与妇科疾病的相关性　接触职业危害女性的妇科疾病患病率（46.8%）高于未接触者（37.3%）；经常加班女性的妇科疾病患病率（43.2%）高于不经常加班者（40.5%）；视屏作业女性的妇科疾病患病率（49.7%）高于非视屏作业者（39.4%）；工作负荷大女性的妇科疾病患病率（49.2%）高于工作负荷小的女性（39.1%）。

（三）月经情况及影响因素分析

1. 月经情况　近 3 个月有月经异常的女性占 35.9%。月经异常表现为月经量异常（增多或减少）、月经周期紊乱、痛经和月经持续时间变化。其中月经量异常的比例最高，达到 32.9%，其次是月经周期紊乱占 32.5%，痛经占19.2%，月经持续时间变化占 15.4%。

2. 影响月经异常的因素　按行业分析，石油化工行业的女性月经异常率较高(41.4%)，金融行业和冶金行业的女性月经异常率分别为 38.6% 和 37.6%，铁路行业为 35.6%，医药卫生行业为 35.5%，行政机关行业为 34.9%，电子行业为 34.1%，餐饮行业为 29.2%，机械制造行业为 28.1%。

按职业分析，护理人员的月经异常率较高（40.5%），教师和技术人员的月经异常率分别为 37.9% 和 35.1%，一线工人为 35.6%，技术员为 35.1%，公务人员为 32.1%，流动女职工为 33.2%，自由职业者为 30.1%，医师为 28.9%。

接触有害因素的女性月经异常率为 39.7%，高于未接触有害因素者（32.1%）；从事轮班作业的女性月经异常率为 38.0%，高于未从事轮班作业者（33.6%）；经常处于不良工作模式的女性月经异常率为 38.0%，高于未处于不良工作模式者（33.9%）；视屏作业的女性月经异常率为 40.9%，高于未接触视屏作业者（33.8%）；工作负荷过大的女性月经异常率为 44.4%，高于工作负荷小者（32.6%）；经常加班的女性月经异常率为 38.4%，高于不经常加班工作者（34.1%）；工作流动性大的女性月经异常率为 39.6%，高于流动性不大者（34.7%）。提示接触有害因素、夜间工作、久坐不动、工作负荷大、超长时间工作等对月经周期带来一定程度的影响，而视屏作业女性主要因久坐不动、工作压力大对月经异常带来一定的影响。

（四）受孕情况及不孕影响因素分析

1. 受孕情况　计划妊娠的女性在未采取避孕措施情况下，74.6% 的在 1 年内成功受孕，11.6% 的女性 1~2 年妊娠，2~3 年和 3 年以上受孕的女性分别为 3.0% 和 3.9%，经过生活方式管理和工作调整，或采取治疗措施后仍然未孕的约占 6.9%。

不孕女性中，去医院就诊率约占三成，其中女方原因占大多数，达 73.1%，男方原因的占 15.7%，原因不详的占 11.2%。

在女性不孕原因中，输卵管问题占 19.1%；其次是内分泌问题占 17.1%；由于不孕不育的影响因素十分复杂，原因不明的比例占 42.4%。

研究显示，98.8% 的有孕育史的女性自述为自然受孕，1.2% 的女性通过人工辅助生育技术受孕。有妊娠史的女性中，61% 的女性分娩方式是顺产；39% 的女性分娩方式是剖宫产，其中约 5% 的女性分娩时为了控制生育时间或减少疼痛而自行要求剖宫产。

2. 影响不孕的相关因素分析　有妊娠意愿的女性在未采取避孕措施的情况下，1 年受孕率仅为 74.6%，3 年内受孕率为 89.2%。

按行业分析，金融行业女性的受孕率最低，1 年受孕率为 71.6%，3 年内受孕率为 86.8%；餐饮家政服务业女性的 1 年受孕率、3 年受孕率分别为 72.6%、90.2%；医药行业女性的 1 年受孕率、3 年受孕率分别为 75.4%、89%；石油化工行业女性的 1 年受孕率、3 年受孕率分别为 73%、87.2%；教育行业女性的 1 年受孕率、3 年受孕率分别为 74.3%、89.9%；铁路行业女性的 1 年受孕率、3 年受孕率分别为 73.2%、86.2%；冶金行业女性的 1 年受孕率、3 年受孕率分别为 72.7%、88.9%；电子行业女性的 1 年受孕率、3 年受孕率分别为 75%、89.8%；机械行业女性的 1 年受孕率、3 年受孕率分别为 77.2%、90.3%。可见不同行业女性的受孕能力存在明显差异。

按职业分析，公务员的 1 年受孕率为 73.2% 和 3 年受孕率为 87.8%；技术员的 1 年受孕率、3 年受孕率分别为 73.8%、87.9%；教师的 1 年受孕率、3 年受孕率分别为 74.3%、89.1%；一线工人的 1 年受孕率、3 年受孕率分别为 74.7%、89%；护理人员的 1 年受孕率、3 年受孕率分别为 75.1%、88.6%；医师的 1 年受孕率、3 年受孕率分别为 76.8%、91.1%。可见不同职业的女性受孕能力存在差异。

三、 分析及建议

（一）讨论与分析

1. 环境及职业等因素对生育健康的威胁日趋严重　进入 21 世纪以来，受孕困难问题进一步加剧，已成为当今世界的一个重要公共卫生问题。

2016 年以来我们在多个行业女性群体中的调查结果显示，职业女性的不孕率为 19.5%~28.4%，在不孕的女性中，仅有三成女性去医院就诊。研究显示，不同行业或职业的女性不孕率存在明显差异，如金融行业女性高达 28.4%，餐饮和家政服务行业约为 27.4%，石化行业为 27.0%，冶金行业为 27.3%，铁路行业为 26.8%，教育行业为 25.7%。接触有害因素、工作时间过长、工作压力高的女性发生不孕的风险更高。

2. 职业和环境因素带来的生育健康风险日趋加重　生育力的影响因素中职业环境的影响不可小觑，职业很大程度上决定了女性所处的社会、经济地位和生活环境。恶劣的工作环境与条件、工作场所接触有害因素、过高的工作压力、夜间工作或长期超时工作、长时间处于不良工作体位等职业因素对女性生育力产生直接或间接的影响。

研究表明，接触铅、汞、镉、噪声、塑料制品、电焊烟尘等有害因素与生育力降低有关，其他如夜间工作、工作负荷过高、劳动时间过长及过于紧张等也可导致生育力下降。有些化学物具有生殖毒性，可影响男性或女性生殖系统，导致精子数量或质量下降和（或）女性性功能改变；有些化学物具有发育毒性或胚胎毒性，可以导致孕早期胎儿发育异常或胎儿畸形；还有一些化学物具有致癌性，在低剂量暴露的情况下也可能导致敏感个体致癌。

3. 长时间高压力对生育健康产生不良影响　职业环境中不断加剧的竞争使女性的压力越来越大，女性在职业成就和家庭责任之间的矛盾冲突也越来越激烈，这种压力可影响女性的身心健康，导致女性身心疲惫、情绪低落、焦虑或抑郁、自信心不足、注意力分散、记忆力减退等，久而久之影响自身的生活质量，还可影响家庭健康和子代健康。

工作时间过长是压力增加的因素，也是生育健康的影响因素。尤其在孕早期工作时间过长与自然流产密切相关，妊娠期前 20 周长时间处于应激状态是子痫前期的高危因子，还可引发妊娠期高血压综合征、低出生体重儿等问题。研究表明，职业紧张（或职业倦怠）及伴随的心理问题都可能引发生育健康问题，如流产、妊娠期合并症和不良出生结局，并与女性生育力存在关联。

4. 职业女性的生育意愿持续下降　年轻夫妇的生育意愿下降是导致低生育率的一个重要原因，尤其是职业女性的生育意愿持续下降，实际生育多个孩子的比例更低。生育意愿在不同文化习俗及职业背景的女性中呈现明显差异。当今女性不愿生育的原因主要有经济成本（包括生育、养育、教育、医疗及娱乐等成本增高）、时间成本（工作时间延长和网络无界限工作，留给个人自由支配的时间越来越少）、机会成本（为了争取更有利的职业晋升、晋级机会，女性不得不接受更多的教育，付出更多的时间和精力）及心理成本（各种压力影响到情绪与心理状态）等；生育过程时需要女性投入大量的时间和精力，同时还面临暂停工作，对于定岗定编的工作岗位，产后复出再就业的难度加大，有些中高层管理岗位的女性休完产假重新回来工作时往往原先的管理岗位已经被他人占据。

影响生育意愿的因素可概括为：①社会文化因素，如生育政策、社会保障及其环境条件；②个人因素，如年龄、教育水平及身体状况等因素；③职业、家庭因素，以及相关的经济收入等。其中生育与工作之间的矛盾冲突是影响女性生育的重要因素。

随着年龄继续增长，女性卵子质量下降，生育力下降，因而出现受孕困难、生育质量下降、生育风险增高（孕产妇风险增高和出生缺陷风险增高）等问题。

（二）对策建议

保护职业女性健康，发挥女性劳动力的主观能动性和创造力是维持劳动力资源良性循环的需要。

保障职业女性的生育健康是当前一项关系国计民生的重要工作，建议从构建支持性环境和提升职业健康素养等方面着手：一是减少职业暴露，构建健康和安全的工作场所；二是创建女性生育健康保护的支持性环境与条件；三是提升职业健康素养，让女性自觉保护自身的身心健康和生育健康（具体参见第一章第八节"保障职业女性生育健康的基本策略"）。

第二节　典型行业职业危害对女性月经异常的影响

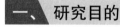
一、研究目的

月经是子宫内膜周期性变化的生理现象，受神经内分泌系统（下丘脑-垂体-卵巢轴）控制与调节，是女性生殖功能健康与否的基本反映。有害因素通过影响性腺轴的激素反馈调节，引起卵巢功能失调，从而影响正常的月经来潮，表现为月经周期不规律、月经量异常、痛经等。育龄期女性在工作中接触有害因素不仅影响其自身的健康，还可能影响其子代健康，因此值得深入研究。

月经异常是生育健康损害的早期表现，而月经异常往往被忽视，因而引发更为严重的生育健康问题。研究不同行业女性的月经状况，探讨月经异常的影响因素，为更好地保护女性生育健康提供依据。

二、 研究对象和方法

1. 研究对象　对 9 个行业 51 075 名女性的月经状况进行分析研究。调查对象的纳入年龄在 18～49 岁的育龄女性；排除不愿意参加者或理解困难无法配合者，或绝经者，或有严重疾病者。

2. 研究和统计方法、质量控制　参见本章第一节。

三、 相关指标及定义

1. 月经异常　指临床上以周期不规律、量减少或增多、持续时间（经期）不规律、淤血及痛经为主要症状的月经改变。

（1）月经周期异常：两次月经之间的差异大于 7 天；或周期时长时短，没有规律。大于 35 天为周期延长，小于 21 天为周期缩短。

（2）持续时间异常：行经天数大于 7 天为经期过长，小于 3 天为经期过短。

（3）月经量异常：正常经血量为 30～50ml，少于 20ml 为月经过少，多于 80ml 为月经过多；一次经期用 20～30 片卫生巾为适宜。

（4）闭经：指不来月经或不明原因月经停止，在正常绝经年龄之前的任何时间（除妊娠或哺乳外）月经停止来潮 6 个月，或按自身月经周期计算停经 3 个周期以上者。

（5）痛经：女性在经期或前后出现明显的下腹疼痛、坠胀、腰酸或腰痛，影响到正常工作和生活的情形。

2. 轮班作业　指不定时工作制度，每天两班或三班轮班的情况，且持续 1 年以上的工作状态。夜间工作是指在深夜 12 点至凌晨 5 点之间工作。

3. 加班 指在法定工作时间之外，延长工作时间，或安排节假日工作，并且无补休的情况。1 周加班 3 次及以上定为经常加班。

4. 长时间站立 指持续站立 3 小时以上或在一个工作日内累计 6 小时以上从事站立工作，且从事此项工作 1 年以上。

5. 久坐不动 指持续坐位 3 小时以上或在一个工作日内累计 6 小时以上工作姿势为久坐不动的固定坐位，且从事此项工作 1 年以上。

6. 强迫工作体位 指持续 2 小时或每个工作日累计 4 小时以上处于被动姿势操作，一般指特殊操作岗位，如腰背部持续受力姿势。

7. 职业接触重金属 指在工作过程接触铅、汞和镉等重金属化合物，每个工作日暴露时间超过 2 小时，且从事此项工作 1 年以上。

8. 职业接触有机溶剂 指在工作过程接触芳香族烃类、脂肪族卤代烃类、醇类等有机溶剂，每个工作日暴露时间超过 2 小时，且从事此项工作 1 年以上。

9. 职业接触物理因素 指在工作过程接触电磁辐射、噪声、振动和高温等物理性有害因素，每个工作日暴露时间超过 2 小时，且从事此项工作 1 年以上。

四、 研究结果

（一）基本情况

本研究共采集有效问卷 51 075 份，有效率为 91.7%。其中，华中地区人数 16 068 名（31.5%），华北地区人数 10 584 名（20.7%），东北地区人数 1429 名（2.8%）。调查对象的平均年龄为（36.2±7.9）岁，76.7% 的调查对象为已婚，医药卫生行业调查人数为 16 298 名（31.9%），石油化工行业调查人数为 6475 名（12.7%），文化艺术行业调查人数为 2161 名（4.2%）。

18 312 名女性在近 6 个月内有月经异常，月经异常率为 35.9%，其中包括 7724 名月经周期紊乱（15.1%），9495 名月经量异常（18.6%），3666 名月经持续时间发生变化（7.2%），5044 名表现为痛经（9.9%）。

（二）不同人口学特征的女性月经异常情况

单因素分析显示，在不同地区、年龄、婚姻状况和行业之间，月经异常率的差异有统计学意义。45～49 岁年龄段女性月经异常、月经量异常和月经持续时间变化的发生率最高，18～24 岁年龄段女性月经周期紊乱和痛经的发生率最高；婚姻状况为离异或丧偶的女性月经异常、月经量异常和月经持续时间变化的发生率最高，未婚女性月经周期紊乱和痛经的发生率最高；金融行业女性的月经异常率最高，占 44.83%，石油化工行业女性的月经异常率为 41.00%。详见图 2-2-1 和表 2-2-1。

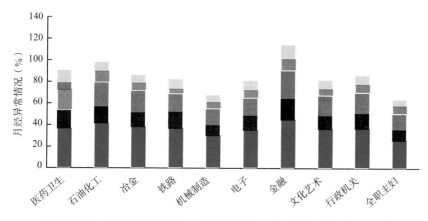

图 2-2-1　不同行业女性月经异常率比较

表 2-2-1　不同人口学特征的女性月经异常率的比较

特征	总人数	月经异常人数（百分比）	月经周期紊乱人数（百分比）	月经量异常人数（百分比）	月经持续时间变化人数（百分比）	痛经人数（百分比）
地区						
华北	10 584	3434（32.45）	1525（14.41）	1766（16.69）	644（6.08）	1087（10.27）
华中	16 068	6200（38.59）	2652（16.50）	3279（20.41）	1305（8.12）	1661（10.34）
华东	10 425	2691（25.81）	1040（9.98）	1172（11.24）	532（5.10）	697（6.69）
西北	6982	2943（42.15）	1152（16.50）	1589（22.76）	559（8.01）	717（10.27）
华南	3295	1261（38.27）	516（15.66）	661（20.06）	206（6.25）	313（9.50）
西南	2292	1206（52.62）	593（25.87）	743（32.42）	288（12.57）	423（18.46）
东北	1429	577（40.38）	246（17.21）	285（19.94）	132（9.24）	146（10.22）

特征	总人数	月经异常人数（百分比）	月经周期紊乱人数（百分比）	月经量异常人数（百分比）	月经持续时间变化人数（百分比）	痛经人数（百分比）
年龄（岁）						
18～24	3274	1228（37.51）	634（19.36）	433（13.23）	197（6.02）	562（17.17）
25～34	19 772	6967（35.24）	3256（16.47）	3323（16.81）	1377（6.96）	2441（12.35）
35～44	17 966	6257（34.83）	2237（12.45）	3640（20.26）	1274（7.09）	1461（8.13）
45～49	10 063	3860（38.36）	1597（15.87）	2099（20.86）	818（8.13）	580（5.76）
P 值		<0.001	<0.001	<0.001	<0.001	<0.001
婚姻状况						
未婚	9843	3681（37.40）	1767（17.95）	1566（15.91）	612（6.22）	1646（16.72）
已婚	39 150	13 812（35.28）	5628（14.38）	7468（19.08）	2893（7.39）	3226（8.24）
离异或丧偶	2082	819（39.34）	329（15.80）	461（22.14）	161（7.73）	172（8.26）
P 值		<0.001	<0.001	<0.001	<0.001	<0.001
行业						
医药卫生	16 298	5907（36.24）	2798（17.17）	3054（18.74）	1156（7.09）	1926（11.82）
石油化工	6475	2655（41.00）	1039（16.05）	1505（23.24）	582（8.68）	618（9.54）
冶金	3387	1273（37.58）	480（14.17）	676（19.96）	226（6.67）	274（8.09）
铁路	2490	899（36.10）	402（16.14）	406（16.31）	114（4.58）	241（9.68）
机械制造	6556	1964（29.96）	669（10.20）	963（14.69）	397（6.06）	462（7.05）
电子	4660	1607（34.48）	679（14.57）	725（15.56）	346（7.42）	446（9.57）
金融	2710	1215（44.83）	561（20.70）	680（25.09）	285（10.52）	364（13.43）
行政机关	3700	1345（36.35）	544（14.70）	706（19.08）	267（7.22）	334（9.03）
其他	4799	1447（30.15）	552（11.50）	780（16.25）	313（6.52）	379（7.90）
P 值		<0.001	<0.001	<0.001	<0.001	<0.001
合计	51 075	18 312（35.85）	7724（15.12）	9495（18.59）	3666（7.18）	5044（9.88）

（三）不同工作特征女性月经异常率的比较

轮班作业（夜间工作）、经常加班、长时间站立、长时间坐位，以及暴露于重金属、有机溶剂及物理因素的女性月经异常率较高，差异有统计学意义，见图 2-2-2、图 2-2-3 和表 2-2-2。

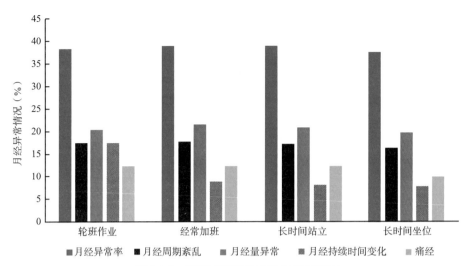

图 2-2-2　不同工作特征女性月经异常率

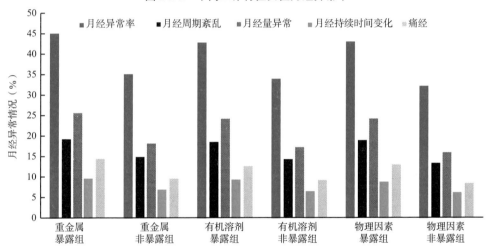

图 2-2-3　职业暴露有害因素女性月经异常率

表 2-2-2　不同工作特征女性月经异常率的比较（n=51 075）

特征	总人数	月经异常率人数（百分比）	月经周期紊乱人数（百分比）	月经量异常人数（百分比）	月经持续时间变化人数（百分比）	痛经人数（百分比）
轮班作业						
是	17 994	6897（38.33）	3146（17.48）	3674（20.42）	1440（8.00）	2227（12.38）
否	33 081	11415（34.51）	4578（13.84）	5821（17.60）	2226（6.73）	2817（8.52）
χ^2		74.07	120.62	61.31	28.30	195.19
P		<0.001	<0.001	<0.001	<0.001	<0.001

续表

特征	总人数	月经异常率人数（百分比）	月经周期紊乱人数（百分比）	月经量异常人数（百分比）	月经持续时间变化人数（百分比）	痛经人数（百分比）
经常加班						
是	12 022	4711（39.19）	2149（17.88）	2597（21.60）	1066（8.87）	1510（12.56）
否	39 053	13 601（34.83）	5575（14.28）	6898（17.66）	2600（6.66）	3534（9.05）
χ^2		75.96	92.82	94.23	67.35	127.32
P		<0.001	<0.001	<0.001	<0.001	<0.001
长时间站立						
是	12 702	4904（38.61）	2174（17.12）	2691（21.19）	1023（8.05）	1590（12.52）
否	38 373	13 408（34.94）	5550（14.46）	6804（17.73）	2643（6.89）	3454（9.00）
χ^2		55.79	52.29	75.25	19.48	132.59
P		<0.001	<0.001	<0.001	<0.001	<0.001
长时间坐位						
是	21 238	8101（38.14）	3435（16.17）	4224（19.89）	1669（7.86）	2156（10.15）
否	29 837	10211（34.22）	4289（14.37）	5271（17.67）	1997（6.69）	2888（9.68）
χ^2		82.95	31.29	40.51	25.30	3.11
P		<0.001	<0.001	<0.001	<0.001	0.078
重金属暴露						
是	3238	1463（45.18）	622（19.21）	8288（25.57）	315（9.73）	466（14.39）
否	47 837	16 849（35.22）	7102（14.85）	667（18.12）	3351（7.01）	4578（9.57）
χ^2		130.83	44.98	111.33	33.76	79.22
P		<0.001	<0.001	<0.001	<0.001	<0.001
有机溶剂暴露						
是	10 443	4478（42.88）	1929（18.47）	2518（24.11）	990（9.48）	1315（12.59）
否	40 632	13834（34.05）	5795（14.26）	6977（17.17）	2676（6.59）	3729（9.18）
χ^2		281.86	114.69	264.44	104.44	108.84
P		<0.001	<0.001	<0.001	<0.001	<0.001
物理因素						
是	16 813	7253（43.14）	3172（18.87）	4055（24.12）	1502（8.93）	2173（12.92）
否	34 262	11 059（32.28）	4552（13.29）	5440（15.88）	2164（6.32）	2871（8.38）
χ^2		578.53	273.63	506.06	115.98	261.76
P		<0.001	<0.001	<0.001	<0.001	<0.001

（四）影响月经异常的多因素回归分析

多因素回归分析，年龄、行业、经常加班、轮班作业、长时间站立、长时间坐位、接触重金属、接触有机溶剂和接触物理因素纳入最终模型。地区差异主要源自调查对象不同的行业分布；相对于45～49岁年龄段的女性，18～24岁、25～34岁、35～44岁的女性月经异常的 OR 值分别为 0.90、0.83、0.86；相对于无工作的女性，医药卫生、石油化工、冶金、铁路、机械制造、电子、金融、行政机关女性月经异常 OR 值分别为 1.45、1.42、1.50、1.41、1.34、1.16、1.49、1.39；经常加班、轮班作业、长时间站立或长时间坐位，接触重金属、有机溶剂或物理因素可增加月经异常的风险，见表 2-2-3。

表 2-2-3　不同地区和行业女性月经异常的多因素分析

特征	β值	SE	χ^2值	P值	OR（95% CI）
年龄					
45～49	–	–	–	–	–
18～24	–0.11	0.05	4.74		0.90（0.81～0.99）
25～34	–0.193	0.03	45.84		0.83（0.78～0.87）
35～44	–0.15	0.03	32.17		0.86（0.82～0.91）
行业					
全职主妇	–	–	–	–	1.00
医药卫生	0.37	0.05	56.09	<0.001	1.45（1.32～1.60）
石油化工	0.35	0.07	26.22	<0.001	1.42（1.24～1.63）
冶金	0.41	0.07	38.68	<0.001	1.50（1.32～1.71）
铁路	0.35	0.06	35.18	<0.001	1.41（1.26～1.58）
机械制造	0.29	0.06	25.93	<0.001	1.34（1.20～1.50）
电子	0.15	0.06	5.73	0.017	1.16（1.03～1.31）
金融	0.40	0.07	37.38	<0.001	1.49（1.31～1.70）
行政机关	0.33	0.06	34.28	<0.001	1.39（1.25～1.56）
经常加班					
否					1.00
是	0.13	0.02	30.36	<0.001	1.14（1.09～1.19）
轮班作业					
否					1.00
是	0.12	0.02	26.73		1.12（1.07～1.17）
长时间站立					
否					1.00

特征	β 值	SE	χ^2 值	P 值	OR（95% CI）
是	0.24	0.03	89.50	<0.001	1.26（1.20～1.33）
长时间坐位					
否					1.00
是	0.26	0.02	135.82	<0.001	1.29（1.24～1.35）
接触重金属					
否					1.00
是	0.23	0.04	34.86		1.26（1.17～1.37）
接触有机溶剂					
否					1.00
是	0.12	0.03	19.08		1.13（1.07～1.20）
接触物理因素					
否					1.00
是	0.35	0.03	192.29		1.41（1.35～1.48）

五、 结论与建议

（一）结论

1. 月经异常是女职工常见的生育健康问题　月经异常通常发生在工作压力较高、工作时间较长、夜间工作、长时间站立或长时间坐位的职业或岗位，其中痛经对工作和生活带来的影响更为突出，好发于18～24岁年龄组的未婚女性。

不同地区的育龄女性月经异常率有所不同，华东地区月经异常率最低（25.8%），西南地区较高（52.6%），月经异常率的差异主要与经济、文化、社会习俗、生活习惯和行业等相关。不同年龄的女性，月经异常有不同的表现和特点，45～49岁的女性主要表现为月经量减少和持续时间变化，18～24岁的女性主要表现为月经周期紊乱和痛经的发生率高，35～44岁的女性表现为月经量增多。约30%的女性在月经期间经常感到疼痛，70%的女性在月经期感到不适，约90%的女性在一生中曾有过痛经或经期不适的体验。

2. 接触有害因素的女性生育健康问题突出　近50%的女职工在工作场所接触有害因素，一线女职工接触有害因素的比例更高。职业性有害因素主要包括物理性、化学性和生物因素等。

化学物如铅、汞、苯等可干扰下丘脑-垂体-卵巢轴的神经内分泌功能，影响性激素的分泌和调节，导致月经异常；物理因素如噪声、电磁辐射、振动和高温等，高强度噪声导致月经异常的相对危险度增高，电离辐射对卵巢产生不可逆损伤致月经异常、闭经及不孕，振动可引起女性生殖器官功能失调，高温作业也可引发月经异常。

对于接触有害因素的女性，其妇科检查异常率、月经异常率和不孕率均高于不接触者；长时间暴露于有机溶剂、噪声制造业的女职工的痛经发生率明显高于未暴露者；工作场所苯系物等有毒化学物检测结果超标岗位的女职工的月经异常率（56.5%）高于未超标者（30.6%）。可见，职业暴露给月经功能带来不同程度的影响。

3. 某些特殊行业女性生育健康状况较差　女性生殖健康检查异常率为18.3%，以铁路行业为例，生育健康检查异常率为29.5%、1年不孕率为30.7%、月经异常率为32.1%。

有调查显示，铁路行业女性妇科疾病患病率为38.60%，月经异常率为30.89%。提示铁路行业女性的妇科疾病患病率较高，生育健康状况较差。铁路女职工以轮班制工作为主，且工作及吃、住、行都在行驶的列车上，这类特殊工作模式对生育健康产生影响，应引起重视并采取预防干预措施。

以往研究表明，金融行业女职工的月经异常率较高（44.8%）。金融行业女职工的压力大、工作时间长、长时间久坐不动，对月经产生不良影响；其次是石油化工行业女职工的月经异常率高（41.0%），该行业女职工接触化学物较多；其他如环卫女职工的月经异常率高达54.0%，民航女乘务员的月经异常率为30.6%，油田油气集输女职工的痛经率为47.6%，有流产史者占39.7%。

4. 生育健康状况与不良工作姿势有关　工作姿势主要包括长时间站立、长时间坐位、长时间走动和定时变换姿势，长时间站立的女性生育健康检查异常率、月经异常率和不孕率较高。可见，长期不良工作姿势对生育健康带来一定的影响。

工作中需要长时间站立的占24.9%，久坐不动的占41.6%。长时间站立或久坐不动可与接触有害因素产生协同效应，带来更为严重的生育健康影响。另外，长期加班和夜间工作会使身体得不到充分的休息，生物节律紊乱，抑制脑垂体的功能，使卵巢分泌女性激素和排卵过程受到影响，易致月经异常。

（二）建议

1. 建议加强职业健康教育与女性经期健康管理。月经异常通常因被忽视而引发其他生殖健康问题，及时发现和处理非常重要。女性应对自己的职业现状与环境有充分了解，主动参与工作环境的改善以减少工作相关的健康影响因素，学会合理安排时间、调节与减轻自身压力，使自己既能充分发挥工作潜能，又能保护好自身健康。

2. 建议用人单位改善工作环境与条件，减轻压力，减少工作场所有害因素暴露，定期为女职工提供生殖健康检查和生殖健康服务，并为孕期和哺乳期女职工提供休息室、哺乳室等便利设施。

第三节 典型行业职业模式对女性生育健康的影响研究

结合前期的研究结果和职业特征，分别选取存在不同职业暴露、不同职业特征和职业模式的 8 类典型行业女性作为研究对象，通过分析不同行业、不同劳动组织形式下女性生育健康、孕期健康及出生结局情况，探讨职业模式对女性生育健康的影响，为女职工的劳动保护提供参考。

一、 研究方法

采用横断面调查方法，在江苏、湖北、山东、甘肃四省选取服务行业（超市售货员和餐厅服务员）、医疗卫生、蓄电池制造业、机械制造业、冶金行业、电子行业、电力行业及采矿业 8 类典型行业 10 496 名女职工作为研究对象。

调查对象为 20～50 岁的女职工，无生殖系统肿瘤家族史，既往无全身各系统恶性肿瘤病史。共采集问卷 11 109 份，有效问卷 10 496 份，有效率为 94.5%。由项目牵头单位统一编制调查问卷及填表说明，经过专家论证和预调查；调查员经统一培训，在线填写电子问卷；在线调查数据直接录入调查平台，平台生成问卷时对录入数据进行格式、数据范围及逻辑跳转设定，确保数据真实准确。

调查内容包括一般情况、职业模式和生殖情况 3 个部分。数据采用 SPSS

22.0 软件进行统计分析。

二、研究结果

1. 人口学特征 10 496 名女性的平均年龄为（37.3±8.4）岁，已婚女性占 82.49%，高中或中专学历者占 31.95%；年收入 1 万～3 万元的女职工占 50.96%；95.1%的女性不吸烟，99.3%的女性不饮酒或偶尔饮酒。10 496 名育龄女性的行业分布及人口特征详见图 2-3-1 和表 2-3-1。

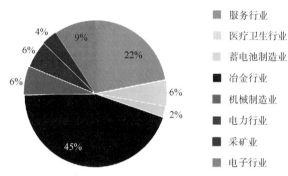

图 2-3-1 10 496 名育龄女性行业分布

表 2-3-1 10 496 名育龄女性的人口特征

分组	例数	构成比（%）	分组	例数	构成比（%）
年龄（岁）			行业		
20～30	2684	99.94	服务	2308	21.99
31～40	2936	27.97	医疗卫生	605	5.76
41～50	4876	46.46	蓄电池制造	259	2.47
文化程度			冶金	4675	44.54
初中以及以下	2550	24.29	机械制造	659	6.28
高中或中专	3353	31.95	电力	632	6.02
大学专科	2875	27.39	采矿	371	3.53
大学本科及以上	1718	16.37	电子	987	9.40
婚姻状况			个人年收入（万元）		
未婚	1401	13.35	1～3	5349	50.96
已婚	8658	82.49	3～6	4174	39.77
失偶	152	1.45	>6	564	5.37
其他	285	2.71	保密	409	3.89

2. 职业特征　10 496 名女性在相应行业的平均工作年限为（10.7±8.6）年，每周工作时长为 40～50 小时者最多，占 46.2%；工作形式：白班占比最高，为 51.7%；长时间站立为 18.6%，长时间坐位为 27.5%，长时间走动为 17.5%；接触有害因素者为 66.7%。

3. 不同职业模式女性生育健康状况　调查显示，女性生殖系统疾病及异常率为 25.8%，常见的疾病及异常有阴道炎为 12.4%，白带异常为 5.8%。长时间坐位、无工间休息、夜间工作、搬运重物、自觉工作强度较大、接触有害因素女性生殖系统疾病及症状异常率较高，分别为 29.06%、26.16%、30.46%、29.94%、28.41%、30.91%，见表 2-3-2。

表 2-3-2　不同职业模式女性生育健康状况比较

特征	人数 (n=10496)	月经异常 异常人数 (%) (n=2247)	χ^2值	P 值	生殖系统疾病及症状 异常人数 (%) (n=2704)	χ^2值	P 值	人数 (n=8345)	妊娠期特有疾病 异常人数 (%) (n=2149)	χ^2值	P 值
工作体位			11.331[a]	0.010[a]		38.657[a]	0.000[a]			35.126[a]	0.000[a]
长时间站立	1948	418（21.46）			419（21.51）			1528	336（21.99）		
长时间坐位	2884	644（22.33）			838（29.06）			2164	585（27.03）		
长时间走动	1833	427（23.30）			498（27.17）			1563	477（30.52）		
可随意调整	3831	758（19.79）	1.706[b]	0.191[b]	949（24.77）	8.269[b]	0.004[b]	3090	751（24.30）	1.371[b]	0.024[b]
工间休息											
无	9491	2048（21.58）			2483（26.16）			7562	1961（25.93）		
有	1005	199（19.80）			221（21.99）			783	188（24.01）		
工作形式											
白班	5425	1049（19.34）	31.378[a]	0.000[a]	1365（25.16）	15.370[a]	0.000[a]	4289	1024（23.88）	31.642[a]	0.000[a]
轮班	3282	744（22.67）			787（23.98）			2576	651（25.27）		
夜间工作	1579	404（25.29）			481（30.46）			1316	424（32.22）		
其他	210	50（23.81）			71（33.81）			164	50（30.49）		
搬运重物											
是	785	215（27.39）	33.24[a]	0.000[a]	235（29.94）	68.960[a]	0.000[a]	679	221（32.55）	55.875[a]	0.000[a]
偶尔	4531	1028（22.69）			1335（29.46）			3733	1058（28.34）		

续表

特征	人数 (n=10496)	月经异常 异常人数（%）（n=2247）	χ²值	P值	生殖系统疾病及症状 异常人数（%）（n=2704）	χ²值	P值	人数 (n=8345)	妊娠期特有疾病 异常人数（%）（n=2149）	χ²值	P值
否	5180	1004（19.38）			1134（21.89）			3933	870（22.12）		
工作强度											
很强或较强	4910	1120（22.81）	10.785[b]	0.001[b]	1395（28.41）	33.855[b]	0.000[b]	3979	1209（30.38）	85.362[b]	0.000[b]
一般或很轻	5586	1127（20.18）			1309（23.43）			4366	940（21.53）		
职业暴露											
否	2388	299（12.52）	165.051[a]	0.000[a]	316（13.23）	310.440[a]	0.000[a]	1850	309（16.70）	20.750[a]	0.000[a]
是	6998	1738（24.84）			2163（30.91）			5730	1657（28.92）		
不清楚	1110	210（18.92）			225（20.27）			765	183（23.92）		

注：a 为趋势性 χ^2 检验的结果；b 为皮尔逊 Pearson χ^2 检验的结果

妊娠期相关疾病是指妊娠期有先兆流产、糖尿病、高血压、贫血、妊娠剧吐、胎儿过小，至少有一种疾病或症状者。在 76.2% 有生育史的女职工中，出现妊娠期特有疾病的患病率为 25.8%，常见的妊娠剧吐为 12.1%，妊娠贫血为 7.3%。长时间走动、夜间工作、搬运重物、自觉工作强度较大、接触有害因素女性的妊娠期特有疾病患病率较高，分别为 30.52%、32.22%、32.55%、30.38%、28.92%。

不同行业女性的生育健康状况对比详见表 2-3-3。

表 2-3-3　不同行业女性生育健康状况比较　[单位：人数（百分比）]

妇科疾病或症状	服务行业 （n=2308）	医疗卫生行业 （n=605）	蓄电池制造业 （n=259）	冶金行业 （n=4675）	机械制造行业 （n=659）	电力行业 （n=632）	采矿业 （n=371）	电子行业 （n=987）
月经异常	38 （1.65）	126 （20.83）	83 （32.05）	107 （2.29）	146 （22.15）	168 （26.58）	67 （18.06）	195 （19.76）
生殖道感染	456 （19.76）	151 （24.96）	26 （10.04）	1500 （32.09）	142 （21.55）	160 （25.32）	112 （30.19）	157 （15.91）
已生育人数	1821	441	241	3949	416	486	293	698
妊娠期特有疾病	410 （22.52）	122 （27.66）	26 （10.79）	1112 （28.16）	114 （27.40）	130 （26.75）	68 （23.21）	167 （23.93）

本次调查中出生结局异常主要有：早产占 4.0%、过期产占 2.7%、低出生

体重儿占 1.6%。接触有害因素、不良体位、轮班作业、搬运重物、工作强度大的女性子代出生结局异常率较高，分别为 23.2%、25.9%、23.4%、26.4%、23.7%。

4. 不同行业女性生育健康状况分析　不同行业女性的月经异常、生殖道感染患病率存在差异。月经异常患病率排在前四位的分别为蓄电池制造业、电力行业、机械制造行业和医疗卫生行业；生殖道感染患病率依次为冶金行业、采矿业、电力行业和医疗卫生行业，见图 2-3-2。

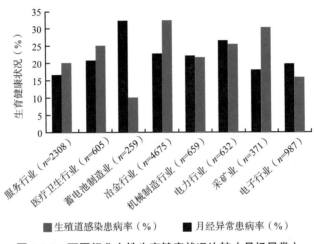

图 2-3-2　不同行业女性生育健康状况比较（月经异常）

三、　结论与分析

职业模式包含职业性质和特征、工作条件和环境、劳动组织和管理方式、人文环境与福祉等多层面内涵。研究显示，不良职业模式的女性生殖系统感染性疾病发病率、出生结局异常率、妊娠期特有疾病患病率较高。表明女性生育健康与职业模式存在相关性，如暴露于物理、化学、生物性因素，不良工作体位（久坐或持久性站立），不良劳动组织模式（轮班作业，无工间休息、在岗位上饮食等），工作压力高等是影响女性生育健康及子代健康的重要因素。

1. 职业特征、工作环境条件与女性生育健康　工作场所接触重金属、苯系物、噪声、振动及生物性有害因素可损害女性生育健康。接触有害因素女性的生育健康状况较差，其生殖道感染率（30.9%）高于非接触者（13.2%）。工作中需要搬运重物的女性占 7.5%，其妊娠期特有疾病患病率为 32.6%，高于其他女性。

2. 劳动组织管理与女性生育健康　自觉工作负荷很强或较强的女性占 46.8%。工作中需要长时间站立的女性占 18.6%，长时间坐位的女性占 27.5%，长时间走动的女性占 17.5%。工作中需要长时间走动女性的妊娠期特有疾病患病率较高，长时间坐位的女性生殖道感染率较高。长时间站立的女性生育健康检查异常率和不孕率均较高。工作负荷和不良工作体位是骨骼肌肉损伤的重要影响因素，也与女性生育健康存在相关性。

夜间工作女性生育健康状况较差。本调查的夜间工作女性占 15.0%，其月经异常率、出生结局异常率、妊娠期特有疾病患病率均较高。M. L. Hansen 对 18 724 名夜间工作女性的队列研究发现，孕早期夜间工作增加妊娠期高血压的发病率。除此而外，夜间工作是生殖系统肿瘤的影响因素，合理安排劳动组织模式、避免生物节律紊乱是提高夜间工作女性生育健康的关键。

长时间持续工作可能带来工作疲劳及健康问题，对生育健康带来间接影响。有 9.58% 的女职工有工间休息，工间休息是缓解疲劳的有效手段，通过劳动组织等职业模式的调整可有效保护女性生育健康状况。

第四节　不同行业/职业的女性生育力比较研究

环境、职业和经济社会文化等多种因素对生育健康的威胁正在日趋加重，近 10 余年，职业相关因素对女性生育力的影响逐步引起人们的关注，但还有待加强深入和持续的调查研究。

一、对象与方法

1. 调查对象　年龄为 18～60 岁的女职工，有效问卷 50 598 份，总有效率为 96%。来源于东部 11 863 份（23.4%），西部 11 900 份（23.5%），中部 15 792 份（31.2%），北部 11 043 份（21.8%）。北部主要包括北京、吉林、天津等，东部包括上海、浙江、江苏、山东、安徽等，中部包括湖北、湖南等，西部包括青海、新疆、甘肃、广西等。

调查涉及的行业主要包括医药卫生、石油化工、机械制造、冶金、铁路、电子、教育、金融、行政管理、餐饮服务及其他行业。其中医药卫生行业的医师约占 8.41%、护理人员约占 19.25%，石油化工行业约占 14.79%，机械制造行业约占 13.48%，教育行业约占 8.96%，电子行业约占 7.88%，冶金行业约占 7.39%，铁路行业约占 5.66%，见表 2-4-1。

表 2-4-1　女职工的行业/职业的分布情况

行业	数量	百分比（%）
医药卫生（护理人员）	9738	19.25
石油化工	7484	14.79
机械制造	6822	13.48
教育	4534	8.96
医药卫生（医生）	4255	8.41
电子	3988	7.88
冶金	3738	7.39
铁路	2866	5.66
行政管理	2586	5.11
金融	1270	2.51
餐饮服务和家政	1077	2.13
其他	2240	4.43
合计	50 598	100.00

2. 调查方法及质量控制　由项目牵头单位编制调查问卷，对符合纳入标准的女性进行问卷调查；内容包括基本情况、职业史及职业暴露、生殖健康状况等。经过培训的专业人员组织调查工作，采用在线填写电子问卷的方式开展调查。

3. 生育力评价指标　不孕率作为评价生育能力的一个指标。WHO 对于不孕的定义是夫妇双方同居 1 年以上，有生育意愿和正常性生活，并且没有采取避孕措施的情况下，未能受孕。

二、结果分析

1. 基本情况　调查对象的平均年龄为（36.2±7.9）岁。调查对象的年龄构成中，36～45 岁的女性比例较高，占 33.6%，26～35 岁的女性占 33.1%，

46～55 岁的女性占 19.4%，≤25 岁的女性占 10.3%，56 岁以上及年龄不详的占 3.7%。

工作模式主要包括轮班作业（夜间工作）、不良工效学（强迫工作体位）、视屏作业、工作负荷大、经常加班和流动性大，其中轮班作业占 30.9%，不良工效学占 25.4%，经常加班和工作负荷大分别占 20.2% 和 19.5%，视屏作业和流动性大分别占 11.6% 和 16.3%。

2. 受孕情况　有生育意愿的女性在未采取避孕措施的情况下，74.6% 的在 1 年内成功受孕，11.6% 的在 1～2 年妊娠，2～3 年和 3 年以上受孕的分别占 3.0% 和 3.9%，一直未有受孕的为 6.9%。也就是说，1 年不孕率为 25.4%，2 年不孕率为 13.8%，3 年不孕率为 10.8%，持续不孕率为 6.9%。

在不孕的女性中，女方原因占大多数，约占 73.1%，男方原因占 15.7%，原因不详的占 11.2%。

在不孕原因中，输卵管问题占 19.1%；其次是内分泌问题，占 17.0%；卵巢问题占 10%；子宫问题占 5.2%；免疫问题占 1.9%；不明原因占 42.4%。

3. 不同行业/职业的女性受孕情况分析　不同行业分析，金融行业女性的不孕率最高，1 年不孕率达 28.43%，2 年和 3 年及以上不孕率分别为 16.54% 和 13.15%；餐饮家政服务行业女性的 1 年、2 年、3 年及以上不孕率分别为 27.39%、14.86%、9.75%；医药卫生行业女性的 1 年、2 年、3 年及以上不孕率分别为 24.56%、13.30%、11.00%；石油化工行业女性的 1 年、2 年、3 年及以上不孕率分别为 27.00%、15.31%、12.76%；教育行业女性的 1 年、2 年、3 年及以上不孕率分别为 25.69%、14.42%、10.08%；铁路行业女性的 1 年、2 年、3 年及以上不孕率分别为 26.80%、13.75%、11.20%。不同行业女性的不孕率差异有统计学意义，见表 2-4-2。

表 2-4-2　不同行业女性的不孕率比较

行业	1 年不孕		2 年不孕		3 年及以上不孕	
	数量	百分比（%）	数量	百分比（%）	数量	百分比（%）
金融	361	28.43	210	16.54	167	13.15
教育	1165	25.69	654	14.42	457	10.08
餐饮家政服务	295	27.39	160	14.86	105	9.75
冶金	1020	27.29	537	14.37	303	11.13

续表

行业	1年不孕		2年不孕		3年及以上不孕	
	数量	百分比（%）	数量	百分比（%）	数量	百分比（%）
石油化工	2021	27.00	1146	15.31	955	12.76
铁路	768	26.80	394	13.75	321	11.20
行政管理	692	26.80	398	15.39	316	12.22
电子	996	24.97	512	12.84	405	10.16
医药卫生	3437	24.56	1862	13.30	1539	11.00
机械制造	1558	22.84	832	12.19	664	9.73
其他	560	25.00	285	12.72	229	10.22
合计	12 873	25.44	6990	13.81	5461	10.79

按职业统计，以医师和护士为例，医师的 1 年、2 年、3 年及以上不孕率分别为 23.17%、11.89%、9.78%；护理人员的 1 年、2 年、3 年及以上不孕率分别为 24.87%、13.93%、11.41%。可见不同职业的不孕率存在差异，见表 2-4-3。

表 2-4-3　不同职业的女性不孕率比较

变量	1年不孕		2年不孕		3年及以上不孕	
	数量	百分比（%）	数量	百分比（%）	数量	百分比（%）
护理人员	2422	24.87	1315	13.93	1077	11.41
医生	986	23.17	506	11.89	416	9.78

三、讨论与建议

1. 不孕不育是困扰很多现代家庭的一个问题　研究将不孕率作为反映女性生育力的一个重要指标。结果显示总体不孕率为 24%～26%，与近年报道基本一致。

2005 年有研究者对 15～49 岁育龄女性的调查显示，原发性不孕率为 17.1%；2015 年全国总工会和中国疾病预防控制中心联合调查的数据显示，6 类典型行业女性的 1 年不孕率为 24.3%。这个比例呈现上升趋势，并在一定程度上反映了人类的生育力呈现逐步下降的趋势。WHO 已经把不孕和心血管疾病、肿瘤一起列入当今影响人类生活和健康的三大疾病。

2. 职业及其相关的社会经济因素给女性生育力带来的影响　针对职业女性群体而言，经济文化发展水平与女性不孕率存在相关性，经济快速发展过程对生育力带来负面影响，但经济发展达到一定水平之后，经济发展水平高的地区女性总体收入和生活水平较高，卫生服务资源可及性好，带来良性影响。北部地区女性不孕率相对较低，主要是由于北部数据大多来源于北京，北京的优质卫生服务资源集中，易获得高质量的健康信息与医疗卫生服务。

金融、餐饮家政服务、石油化工等行业女性不孕率较高，公务人员、护理人员、教师等职业群体不孕率较高，这些行业和职业主要存在经常加班（工作时间长）、长时间强迫体位（久坐不动）、工作压力大等职业特征，给生育力带来不同程度的影响。

导致不孕的因素除家族史、个人等因素以外，应当充分重视职业与环境因素，影响生育力的职业因素主要有工作压力大、经常加班、夜间工作、长时间处于强迫工作体位，以及接触环境中的内分泌干扰物等。

长时间坐位的女性不孕率高于其他工作模式的女性，表明久坐不动是受孕困难的影响因素之一。轮班作业与女性不孕率存在相关性，尤其是夜间工作女性不孕率为36.5%，明显高于非夜间工作的轮班作业女性（31.7%），表明夜间工作对女性受孕产生更多的不利影响。

3. 生育健康保护和干预策略　目前工作场所的生育健康保护面临严峻的挑战，需要用人单位、政府相关部门、专业机构、非政府组织共同努力，营造良好社会氛围，创造有利于女性健康发展的支持性环境，优化公共政策，完善法律法规，倡导工作场所健康文化，以及健康的生活方式，改善职业模式和社会心理环境，从经济、社会、文化、卫生等多层面保护职场女性生育健康，全面促进女性身心健康。

加强女性职业健康研究，深入探讨职业模式对女性生育力的影响及其干预对策，为精准保护女性生育健康提供科学依据；开展女性生育健康风险评估和风险管理，降低女性职业健康风险和生育健康风险，对生育健康风险高的女性采取综合干预措施，提供相关的服务；大力开展女性职业健康素养培训教育，全面提升女性的职业健康素养，倡导以自我健康管理为主的职业健康管理与职业健康服务；全面提升职场女性的生育健康与身心健康水平。

第五节 超长时间工作对女性生育健康的影响

长期超长时间工作可能对劳动者的精神生理功能和健康产生不良影响，如血压、心率和应激激素等方面出现问题，相应器官的恢复时间减少，导致应激失调，引起一系列的健康问题。由于女性特殊的生理功能，加上女性承担比男性更多的家务劳动，休息和身体恢复时间较少，因此工作时长给女性带来更为突出的健康影响，以及更为严重的健康后果。本节通过超长时间工作对女性生育健康影响的研究分析，为今后相关研究和有关部门制订相关政策提供参考。

一、基本情况

1. 有关指标及定义

（1）月经量异常：月经周期不规则、月经量过多或过少、月经持续时间异常等统称为月经异常。

（2）不孕：指男女双方同居≥1年并有生育愿望，具有正常性生活且均未采取任何避孕措施而仍未能受孕称为不孕，即为婚后1年内从未受孕者。

（3）不良妊娠结局：指妊娠后不能产生外观和功能正常的子代，包括所有的不良结果，如流产、死胎、死产、宫内生长迟缓、发育异常等。

（4）工作时长：是指每个工作日内按小时计算的工作时间。按照《中华人民共和国劳动法》规定每天工作时长在8小时以内为正常，超长工作时间分为每天工作时长8～10小时、10～12小时、超过12小时。

2. 不同职业的女性工作时长存在差异 本研究共收集调查问卷36 500份，有效问卷33 685份，有效率为92.3%，调查对象的平均年龄为（36.3±8.0）岁。

调查显示，工作日时长超过8小时的女性占20.6%。在各年龄组中，以25～34岁年龄组女性的工作日时长超过8小时的比例较高，占21.58%，18～24岁年龄组女性的工作时长超过8小时的比例为18.87%，比例最低的是公务员

（9.88%）。家庭年收入在 3 万元以下的女性每日工作时长超过 8 小时的比例最高（24.3%），且家庭收入越低，这一比例越高，见表 2-5-1。

表 2-5-1　不同人口学特征的女性日工作时长超过 8 小时的比例

特征	人数	工作时长>8 小时的人数（百分比）	χ^2 值	P 值
年龄（岁）				
18～24	2496	471（18.87）		
25～34	12 286	2651（21.58）		
35～44	12 414	2514（20.25）	13.67	<0.05
45～49	6489	1307（20.13）		
职业				
公务员	1427	141（9.88）		
医师	2482	416（16.76）		
技术人员	3412	386（11.31）		
教师	2028	546（26.92）		
护士	5120	896（17.50）	633.05	<0.001
工人	12 539	2810（22.41）		
其他	6677	1748（26.18）		
家庭年收入（万元）				
<3	11 753	2856（24.30）		
3～<5	9892	1682（17.00）		
5～<10	8993	1682（18.70）	214.52	<0.001
>10	3047	723（23.73）		
合计	33 685	6943（20.61）		

二、不同工作时长女性的生育健康状况

1. 工作时长与生育健康问题　每天工作时长 8 小时内的女性月经异常率、子宫肌瘤患病率、卵巢疾病患病率和乳腺增生患病率分别为 33.03%、9.40%、2.08% 和 20.91%；每天工作时长超过 12 小时的女性月经异常率、子宫肌瘤患病率、卵巢疾病患病率和乳腺增生患病率分别为 50.82%、12.98%、3.55% 和 25.96%。

随着工作时长的延长，女性的月经异常率、子宫肌瘤患病率、卵巢疾病患病率和乳腺增生患病率增高，见表 2-5-2。

表 2-5-2　工作时长与女性生育健康状况

工作时长	人数	月经异常人数（%）	子宫肌瘤人数（%）	卵巢疾病人数（%）	乳腺增生人数（%）
≤8 小时	26 742	8834（33.03）	2514（9.40）	557（2.08）	5592（20.91）
8～10 小时	3815	1519（39.82）	375（9.83）	101（2.65）	859（22.52）
10～12 小时	2396	1051（43.86）	259（10.81）	71（2.96）	561（23.41）
>12 小时	732	372（50.82）	95（12.98）	26（3.55）	190（25.96）
χ^2 值		247.73	15.05	17.37	21.45
P 值		<0.001	<0.05	<0.05	<0.001
合计	33 685	11 776（34.96）	3243（9.63）	755（2.24）	7202（21.38）

2. 不同工作时长与女性不孕率　每天工作时长在 8 小时内的女性的 1 年未孕率、2 年未孕率和 3 年未孕率分别为 23.94%、12.98%和 10.41%；每天工作时长超过 12 小时的女性 1 年未孕率、2 年未孕率和 3 年未孕率分别为 30.05%、16.53%和 13.39%。结果提示，每天工作时长越长，女性的不孕率越高，见表 2-5-3。

表 2-5-3　不同工作时长与女性不孕率

工作时长	人数	1 年未孕人数（%）	2 年未孕人数（%）	3 年未孕人数（%）
≤8 小时	26 742	6401（23.94）	3470（12.98）	2785（10.41）
9～10 小时	3815	1060（27.79）	571（14.97）	451（11.82）
11～12 小时	2396	677（28.26）	375（15.65）	298（12.44）
>12 小时	732	220（30.05）	121（16.53）	98（13.39）
χ^2 值		55.09	28.60	20.04
P 值		<0.001	<0.001	<0.001
合计	33 685	8358（24.81）	4537（13.47）	3632（10.78）

3. 不同工作时长与不良妊娠结局　有妊娠史的女性共有 31 405 名。每天工作时长未超过 8 小时的女性自然流产率、早产率、难产率、出生缺陷发生率和胎儿死产率分别为 4.90%、1.78%、0.76%、0.35%和 1.50%；每天工作时长超过 12 小时的女性，上述情况发生率明显增高；结果提示，长期超长时间工作可能导致自然流产率、早产率、难产率、出生缺陷率和胎儿死产率有所增高，见表 2-5-4。

表 2-5-4　不同工作时长与女性不良妊娠结局

特征	人数	自然流产人数（％）	早产人数（％）	难产人数（％）	出生缺陷人数（％）	死产人数（％）
≤8 小时	25 003	1224（4.90）	446（1.78）	190（0.76）	87（0.35）	375（1.50）
9～10	3500	177（5.05）	69（1.97）	38（1.08）	18（0.51）	62（1.77）
11～12	2225	164（7.37）	52（2.34）	36（1.62）	19（0.85）	48（2.16）
>12	669	58（8.67）	23（3.44）	17（2.54）	8（1.20）	17（2.54）
χ^2 值		42.67	12.73	40.11	23.46	10.38
P 值		<0.001	<0.05	<0.001	<0.001	<0.05
合计	31 405	1623（5.17）	590（1.88）	281（0.89）	132（0.42）	502（1.60）

三、　主要结论与讨论

1. 不同人口学特征女性的工作时长存在差异　研究显示，家庭年收入低于 3 万元的女性倾向于每天工作更长时间，每天工作时长超过 8 小时的比例较高，约占 24.3%。换句话说，家庭经济条件较好的女性，加班加点工作的比例较少。不同年龄组的女性每天工作时长超过 8 小时的比例差异有统计学意义，其中 18～24 岁年龄组的女性，每天工作时长超过 8 小时的比例较低，占 18.87%，每天工作时长超过 12 小时的比例，随着年龄的增长而增加，45～49 岁年龄组的女性每天工作时长超过 12 小时的比例最高（2.7%）。按照职业进行分析，教师的每天工作时长超过 12 小时的比例较高，约占 5.3%，技术人员每天的工作时长超过 8 小时的比例较低，这与相关的研究结果一致。研究显示，文化程度越低、家庭年收入越低的女性每天工作时长超过 8 小时的比例相对越高。

2. 长期每天超长时间工作可能增加女性生殖系统疾病患病率　每天工作时长超过 8 小时的女性，在近 6 个月内月经异常率达 42.4%，明显高于每天工作时长 8 小时内的女性，而且长期超长时间工作也使女性患子宫肌瘤、卵巢疾病、乳腺增生的风险增加。尤其每天工作时长超过 12 小时的女性可出现不规律的睡眠或睡眠不足，而睡眠是新陈代谢活动中重要的生理过程，没有睡眠就没有健康，睡眠不足不仅使身体消耗得不到补充，还会引起激素合成不足，从而造成内分泌失调，主要表现为女性月经异常。另外，长期超长时间工作可能会影响身体各系统间的正常运转，引起子宫、卵巢和乳腺疾病的患病率增加。

因此，职业女性更应懂得劳逸结合，安排出一定的时间进行体育锻炼或其他活动，并保证每天睡眠时间不少于 7 小时，保证生殖系统、内分泌系统及其他系统正常运转，促进身心健康。

3. 长期超长时间工作影响女性生育力　长期超长时间工作容易使生物钟发生紊乱，可导致一系列内分泌功能紊乱和失调，甚至影响女性的生育能力。调查显示，长期每天工作时长超过 12 小时的女性，其 1 年不孕率为 30.05%，高于每天工作时长 8 小时内的女性，且长期每天工作时长超过 8 小时的女性的 2 年不孕率和 3 年不孕率也均高于每天工作时长 8 小时以内的女性。结果表明，长期超长时间工作和加班导致女性不孕率增加。长期超长时间工作易导致机体生物节律紊乱，引起一系列内分泌失调，从而影响正常的排卵周期，导致排卵异常或不排卵，进而影响女性的生育能力。另外，卵巢早衰是女性不孕的主要原因之一，而每天超长时间工作是卵巢早衰高发的一个影响因素，因为长期每天超长时间工作可导致性腺轴功能及激素分泌紊乱，发生不可逆的卵巢早衰，甚至不孕。

4. 长期超长时间工作可增加发生不良妊娠结局的危险　长期超长时间工作可增加女性自然流产和难产风险，提高子代早产率、死产率和出生缺陷率。尤其是在孕期，工作时间过长会影响肾上腺皮质激素、糖皮质激素分泌紊乱，影响胎儿发育，增加胎儿出生缺陷的发生率。长期超长时间工作导致孕妇身体器官和系统没有得到足够的休息，从而出现身体功能紊乱，不仅影响自身的健康，而且危害胎儿的健康，所以职业女性尤其妊娠后要适当减少工作时间，减轻工作负荷，保持合理健康的工作时长。

第六节　轮班作业与女性生育健康

轮班作业是企业或服务型单位（医院、公安部门或运输行业）为了满足 24 小时运行，由两组或三组作业人员进行换班的工作制度。美国劳工统计局预计有 16.8% 的工人受雇于轮班作业工作。轮班作业可增加心血管、内分泌及消化系统疾病，以及某些种类癌症、失眠焦虑等疾病的发病风险。对女性而言，轮班作业不仅增加月经异常、子宫内膜异位症、乳腺肿瘤等疾病风险，还增加孕产妇流产、子代低出生体重儿及早产等风险。

本节对项目组近年研究成果进行了梳理，重点针对轮班作业对生育健康的影响进行了分析。研究对象基本情况：平均年龄为（37.1±8.9）岁。已婚者占80.7%，文化程度以大学专科及大学本科者居多，占60.1%，40.1%的女职工无技术职称，44.6%的女职工年收入在3万~8万元，轮班作业者占21.3%。

研究对象为来自11个行业的63 711名女性，具体行业和人数见表2-6-1。

表 2-6-1　不同行业女性的轮班作业情况

行业	人数	构成比（%）	轮班人数	轮班率（%）
医疗卫生	15 083	23.67	4617	30.61
电子	3716	5.83	951	25.59
电力、供电	2159	3.39	365	16.91
学校从业人员	4027	6.32	183	4.54
制药	1288	2.02	169	13.12
通信	1352	2.12	108	7.99
铁路	3350	5.26	898	26.81
石油化工	7875	12.36	2109	26.78
行政事业单位	3813	5.98	129	3.38
金融	1190	1.87	89	7.48
冶金	4366	6.85	1345	30.81
机械制造	6630	10.41	1521	22.94
餐饮服务	1815	2.85	285	15.70
其他	7047	11.06	777	11.03
合计	63 711	100.00	13 546	21.26

一、不同行业女性轮班情况

不同行业女职工轮班率如下：冶金行业为 30.81%，医疗卫生行业为30.61%，铁路行业为26.81%，石油化工行业为26.78%，电子行业为25.59%，机械制造行业为22.94%，电力、供电行业为16.91%，餐饮服务行业为15.70%，制药行业为13.12%，通信行业为7.99%，金融行业为7.48%，见表2-6-1。不同年龄、工作时长、婚姻状况、经济收入、职称、文化程度女性的轮班率存在差异。其中年龄在16~29岁、未婚、高中及高中以下文化程度、年收入在3万~8万元、初级职称者轮班比例较高，见表2-6-2。

表 2-6-2　女性不同个体特征变量组间轮班率

组别	轮班人数	调查人数	轮班率（%）	χ^2	P 值
年龄					
16～29 岁	4926	16 143	30.51	1529.384	<0.01
30～40 岁	4709	22 864	20.6		
41～50 岁	3715	21 158	17.56		
51～65 岁	196	3546	5.53		
婚姻状况					
未婚	2816	9745	28.90	400.872	<0.01
已婚	10 234	51 421	19.90		
其他（分居、离婚、丧偶）	496	2545	19.49		
文化程度					
高中及高中以下	5761	20 394	28.25	1077.055	<0.01
大学专科及大学本科	7621	40 839	18.66		
研究生及博士	164	2478	6.62		
职称					
中级以上	3450	21 043	16.40	542.4211	<0.01
初级	4455	17 096	26.06		
无职称	5641	25 572	22.06		
年收入（元）					
3 万以下	5636	24 972	22.57	208.777	<0.01
3 万～8 万	6263	28 421	22.04		
8 万以上	1647	10 318	15.96		

二、轮班作业与女性生育健康

1. 轮班组与非轮班组月经异常情况比较　轮班组月经异常率为 38.9%，高于非轮班组，主要表现在月经周期紊乱、经期异常、经量变化、痛经及月经淤血等方面。轮班对女性痛经的影响表现为轮班组痛经发生率为 11.84%，而非轮班组为 8.84%，见表 2-6-3。

表 2-6-3　轮班组与非轮班组间月经异常状况比较（$n=5266$）

分组	轮班人数（%）	非轮班人数（%）	χ^2	P 值
月经周期紊乱	2390（17.63%）	7828（15.60%）	32.933	<0.01
经量增多	509（3.76%）	1469（2.93%）	24.38	<0.01

分组	轮班人数（%）	非轮班人数（%）	χ^2	P 值
经量减少	1893（13.97%）	6601（13.16%）	6.147	<0.05
月经有淤血	918（6.78%）	2786（5.55%）	29.146	<0.01
痛经发生	1604（11.84%）	4435（8.84%）	111.899	<0.01
经期异常	1090（8.05%）	3769（7.51%）	4.308	<0.05

2. 轮班与非轮班组受孕情况比较　计划妊娠的 51 972 名女性中，轮班组 1 年受孕率为 65.97%，低于非轮班组的 68.29%，见表 2-6-4。

表 2-6-4　轮班组与非轮班组受孕情况

分组	计划妊娠人数	1 年内受孕		1~2 年受孕		2~3 年内受孕		3 年以上受孕	
		人数	受孕率(%)	人数	受孕率(%)	人数	受孕率(%)	人数	受孕率(%)
轮班组	11 144	7352	65.97	1188	10.66	229	2.05	347	3.11
非轮班组	40 828	27881	68.29	4349	10.65	1033	2.53	1542	3.78

3. 夜间工作对女性生育健康的影响　将轮班人员按是否从事夜间工作分组。夜间工作占比 47.9%。夜间工作组女性的月经异常率为 44.04%，高于非夜间工作轮班组（34.12%）；夜间工作组女性的卵巢疾病发病率（2.42%）高于轮班但非夜间工作组女性（1.35%）；夜间工作组女性的 1 年未孕率为 36.53%，高于非夜间工作轮班组（31.69%），见表 2-6-5。

表 2-6-5　夜间轮班与非夜间轮班组女性生育健康状况

分组	月经异常人数（%）	卵巢疾病人数（%）	1 年未孕人数（%）
非夜间轮班工作组	2408（34.12%）	95（1.35%）	1966（31.69%）
夜间工作组	2858（44.04%）	157（2.42%）	1826（36.53%）
χ^2	140.043	21.330	29.024
P 值	<0.01	<0.01	<0.01

三、轮班作业是当今女性职业模式的一个常态

1. 轮班作业形式与行业分布　轮班按照班制可分为 24 小时倒班制（24 小时一班）、二班制（12 小时一班）、三班制（8 小时一班）及四班制（6 小时一班），

医疗行业多采用 24 小时倒班。从生物学角度，人体受下丘脑-垂体轴的控制，正常情况下以 24 小时制运行。

本调查中女性轮班率为 21.26%，低于整体水平，与调查对象的行业分布有关。依次为医疗行业 30.61%、铁路行业 26.81%、石油化工行业 26.78% 及电子行业 25.59%。世界范围的流行病学资料显示，约 30% 的劳动者从事轮班工作。

2. 轮班作业在一定程度上影响女性的月经和生育力　任何形式的轮班都会引发或导致生物钟紊乱，进而导致下丘脑-垂体轴相关激素分泌紊乱，从而引发一系列健康问题，夜间工作尤为严重。

轮班作业的女性月经异常率高于非轮班女性，夜间工作更为明显，主要表现为月经周期、经量变化、经期变化及伴随症状 4 个方面。月经是女性生育健康和雌孕激素水平的重要体现，在一定程度上反映女性的生育健康状况，月经异常（如月经周期、持续时间等）可作为女性对夜间工作的耐受性指标。

调查显示轮班组的不孕率高于非轮班组，尤其是夜间工作与女性不孕存在相关性，对女性生育力造成一定程度的影响。

轮班作业女性卵巢疾病患病率约为 1.9%（夜间工作者为 2.42%，轮班但非夜间工作者为 1.35%），提示单纯轮班作业不会明显增加卵巢疾病风险，而夜间工作则可能带来一定的风险。作为卵巢疾病的危险因素，夜间工作通过下丘脑-垂体轴及相关激素的改变产生致癌效应。2007 年，国际癌症研究机构（IARC）已将"影响昼夜节律的轮班工作"归为 2A 类致癌物，因此致癌效应作为夜间工作的慢性损伤效应有待进一步研究。

第七节　九个行业 22～35 岁女职工生育力状况分析

生育能力评价分为间接评价指标和直接评价指标。一般而言，生物学标志物，如激素水平和精液质量可以作为独立的评价生育能力的指标，但这些都属于间接指标。受孕力即女性妊娠或受孕的能力，以每个月经周期的受孕概率表示，可以用受孕时间（time to pregnancy，TTP），即一对夫妇从计划妊娠开始（停止避孕措施）到妊娠所需时间来判断受孕力的高低。TTP 是生育力评价的唯一直接评价指标。如果 12 个月内未妊娠，根据 WHO 的不孕诊断标准可诊断为不孕症。TTP 可以反映受孕力（受孕能力、卵巢储备能力等）状况，还可以较为敏感地反映环境或职业有害因素对生殖功能的影响，可作为初级研究指标，为深入研究某种有害因素与生殖系统损害的关系提供线索。一般人群的 1 个月受孕概率在 27% 左右，南非 3 种特定行业的 TTP 调查显示，家政服务人员较行政管理人员 TTP 相对延长。我国研究发现接触二硫化碳、铅的女职工，其 TTP 相对延长。

一、 研究对象和方法

1. 研究对象　教育、机械制造、医疗、金融、电子、纺织、通信、交通运输服务及矿山行业女职工。选择工龄满 1 年；有孕育史（生育或妊娠）；年龄为 22～35 岁；已婚女职工且获得知情同意；排除已确诊的影响生殖健康的器质性病变或通过医疗辅助妊娠的女职工。

2. 研究方法　在湖南、湖北、河北、吉林、山东、河南、四川、广东、浙江、上海等地，根据当地产业结构分布，在各地选择 1～2 个行业，每个行业女职工不少于 100 人进行问卷调查。按现况调查的样本量估算公式为

$$n = \left(\frac{Z_{1-\alpha/2}}{\delta} \right)^2 p(1-p)$$

式中，n 为样本含量，$(Z_{1-\alpha/2})$ 为 1.96，p 为 12 个月累积受孕率，δ 为容积误差 4%。

确定容许误差为 4%，按照国内外对职业人群所报告的 12 个月内累积受孕率最小值 60% 计算；$n=1019$，共 9 类行业则为 9171 人，按照 90% 的应答率，最终确定样本量为 10 190 人。

3. TTP 定义及调查问卷制定　受孕时间：通常以月经周期数表示，为避免回忆偏倚和信息收集方便，本研究只调查最近一次妊娠的受孕时间，且以月表示，其中妊娠是指临床诊断妊娠。被调查者会被问及是否为意外妊娠（最近一次妊娠），您从计划妊娠（有正常性生活并且未采取避孕措施）到实际妊娠经历了几个月。在大量阅读文献的基础上，根据项目总体目标编制问卷初稿，在此基础上预调查，修正并最终形成现场预调查问卷。编制知情同意书、问题及条目的详细说明。

4. 质量控制　调查员经统一培训发放调查指导手册，对满足入选标准的女职工进行集中电子问卷填写。电子化问卷，设置目标值范围和逻辑关系，保

证数据的逻辑性和准确性。在研究设计方面，为减小回忆偏倚，问卷只设置了较少的协变量信息，且不涉及敏感的个人信息（如性生活频率和时间等）。

5. 统计方法　数据导出至 Excel 进行数据清理，使用 SPSS 20.0 软件进行数据分析。采用生存分析 Kaplan-Meier 法、中位受孕时间及累积受孕率来对妊娠等待时间进行分析比较，研究女职工受孕时间的基本情况，Log-Rank 检验不同组间差别。为了对变量进行进一步筛选，将更多分类（包括等级资料）转换为哑变量，采用 Cox 比例风险回归模型对妊娠等待时间的影响因素进行拟合，前进法进入标准为 0.05，剔除标准为 0.1，分析妊娠等待时间的影响因素。

二、 结果

（一）基本情况

1. 人口学特征　完成问卷调查 24 786 人，去除年龄和 TTP 未填写者，22 903 人纳入分析。女职工大部分来自华北及华中地区，分别占 36.51%和 23.05%；行业主要分布在金融和医疗卫生行业，分别占 27.04%和 24.41%，见表 2-7-1。平均年龄为（31.15±2.65）岁。文化程度以本科为主，为 15 648 人，占 68.32%；个人年收入为 6 万~10 万元的人数最多，达 6916 人，占 30.19%；女职工从事家务劳动的平均时间为（3.00±2.64）小时；大部分女职工积极应对，达 17 255 人，占 75.34%。

表 2-7-1　九个行业 22~35 岁女职工地区及行业分布

分类	调查人数	构成比（%）
地区*		
华东地区	3769	15.21
华南地区	2030	8.19
华中地区	5713	23.05
华北地区	9049	36.51
西北地区	2716	10.96
西南地区	705	2.84
东北地区	804	3.24

续表

分类	调查人数	构成比（%）
调查行业		
医疗卫生行业	6051	24.41
教育行业	4978	20.08
金融行业	6703	27.04
电子行业	544	2.19
电信服务业	2576	10.39
纺织、造纸业	689	2.78
机械制造业	1527	6.16
矿山行业	629	2.54
交通运输业	1089	4.39

注：*1. 华东地区（包括山东、江苏、安徽、浙江、福建、上海）；2. 华南地区（包括广东、广西、海南）；3. 华中地区（包括湖北、湖南、河南、江西）；4. 华北地区（包括北京、天津、河北、山西、内蒙古）；5. 西北地区（包括宁夏、新疆、青海、陕西、甘肃）；6. 西南地区（包括四川、云南、贵州、西藏、重庆）；7. 东北地区（包括辽宁、吉林、黑龙江）

2. 职业特征　岗位分布：专业技术人员占 40.99%；平均工龄为（8.15±3.33）年，范围为 1～17 年，其中本岗位工作平均年限为（5.99±3.59）年，范围为 0.09～17 年。平均每周工作时间为 40～50 小时，女职工人数最多为 12 807 人，占 55.92%。电子、纺织、造纸、机械制造、矿山女职工工作场所接触有害因素的为 1632 人，占 7.13%。经常因工作感到疲劳不堪的为 5785 人，占比 25.26%；有时感到疲劳不堪的为 13 200 人，占 57.63%。轻度职业压力的为 13 762 人，占 60.09%；中度职业压力的为 5621 人，占 24.54%；重度职业压力的为 549 人，占 2.40%。

（二）九个行业 22～35 岁女职工受孕时间状况

女职工平均受孕时间为（5.07±4.01）个月，中位数为 3.00 个月。12 个月的累积受孕率为 91.33%（图 2-7-1，表 2-7-2）。1986 名女职工妊娠时间大于 12 个月，在本次特定调查中的不孕率为 8.67%。

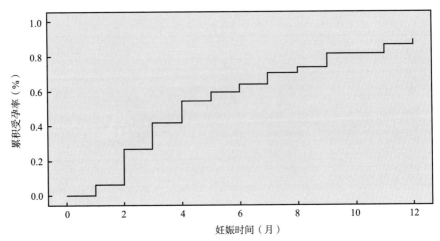

图 2-7-1　22～35 岁女职工累积受孕率

表 2-7-2　女职工最近一次妊娠累积受孕率

月份	人数	累积受孕率（%）
1	5046	22.03
2	3690	38.14
3	3087	51.62
4	1184	56.79
5	1158	61.85
6	1504	68.41
7	700	71.47
8	726	74.64
9	1257	80.13
10	1250	85.59
11	610	88.25
12	705	91.33

1. 不同地区/行业受孕率情况　不同地区分析显示，华南和西北地区女职工 1～3 月累积受孕率较低，分别为 47.64% 和 47.76%，华南和西南地区女职工 1～6 月累积受孕率较低，为 63.15% 和 63.77%；华南和西南地区女职工 1～12 月累积受孕率较低，分别为 86.57% 和 88.08%。华南和西南地区女职工本次调查的不孕率较高，见表 2-7-3。

表 2-7-3　不同地区女职工最近一次妊娠累积受孕率

项目	华东	华南	华中	华北	西北	西南	东北
调查人数	3199	1780	4787	7903	2389	621	700
CRP（1~3 月，%）	55.74	47.64	50.66	53.82	47.76	49.60	53.71
CRP（1~6 月，%）	72.27	63.15	67.89	70.94	66.47	63.77	67.86
CRP（1~12 月，%）	90.78	86.57	91.69	92.55	90.87	88.08	88.57
FR（>12 月，%）	9.22	13.43	8.31	7.45	9.13	11.92	11.43

注：CRP. 累积受孕率；FR. 不孕率

不同行业分析显示，纺织造纸业 1~3 月累积受孕率较低，为 43.30%，交通运输和纺织造纸业 1~6 月累积受孕率较低，分别为 61.73%和 62.84%；金融和医疗行业参研女职工 1~12 月累积受孕率较低，分别为 83.20%和 84.13%。金融和医疗行业本次调查的不孕率较高，见表 2-7-4。

表 2-7-4　不同行业女职工最近一次妊娠累积受孕率（n=20 933）

项目	医疗	教育	金融	电子	电信服务	纺织造纸业	机械制造	矿山	交通运输
调查人数	5636	4645	6209	477	2329	619	1399	604	985
CRP（1~3 月，%）	47.00	51.15	48.07	56.18	52.30	43.30	52.18	45.36	45.99
CRP（1~6 月，%）	63.00	65.95	63.37	78.62	68.05	62.84	70.41	63.58	61.73
CRP（1~12 月，%）	84.13	87.24	83.20	93.29	90.64	91.28	93.28	94.37	92.39
FR（>12 月，%）	9.67	6.50	10.18	6.71	9.36	8.72	6.72	5.63	7.61

2. 不同人口学特征女职工受孕时间状况　不同年龄组女职工受孕时间比较显示，32~35 岁组女职工受孕时间较长，平均数为 5.22 个月，中位数为 3.00，与其他两组比较有统计学差异，见表 2-7-5。生存曲线显示 32~35 岁组累积受孕率低于其他年龄组女职工，见表 2-7-5。

表 2-7-5　不同年龄组女职工受孕时间分析

年龄（岁）	平均数（月）	标准差	下限	上限	中位数	P25	P75
22~27	4.79	0.08	4.63	4.95	3.00	8.00	1.00
28~31	4.96	0.04	4.88	5.04	3.00	8.00	2.00
32~35	5.22	0.04	5.14	5.29	3.00	8.50	2.00

注：Log-Rank 检验，χ^2=59.641，$P<0.001$

不同文化程度女职工受孕时间存在差异，初中及以下文化程度女性受孕时间较长，平均值为 6.46 个月，中位数为 7.00，与其他组比较有统计学差异，见表 2-7-6。生存曲线显示初中及以下文化程度女职工累积受孕率低于其他组，见图 2-7-2。

表 2-7-6　不同文化程度女职工受孕时间分析

文化程度	平均数	标准差	下限	上限	中位数	P25	P75
初中或以下	6.46	0.21	6.04	6.87	7.00	10.00	3.00
高中或技校	5.76	0.11	5.54	5.97	5.00	8.50	2.00
大专	5.20	0.06	5.09	5.31	4.00	8.50	2.00
本科	5.00	0.03	4.94	5.07	3.00	8.50	2.00
硕士及以上	4.57	0.09	4.40	4.74	3.00	6.00	1.00

注：Log-Rank 检验，$\chi^2=67.286$，$P<0.001$

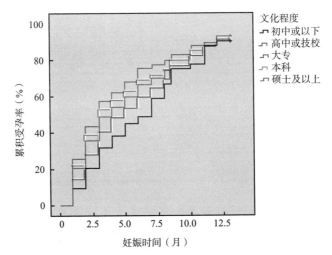

图 2-7-2　不同文化程度女职工累积受孕率

不同年收入女职工受孕时间不同，年收入 25 万以上女性受孕时间较长，平均值为 5.27 个月，中位数为 3.00，与其他组比较有统计学差异，见表 2-7-7。

表 2-7-7　不同个人年收入女职工受孕时间分析

个人年收入（元）	平均数	标准差	下限	上限	中位数	P25	P75
3 万以下	5.35	0.07	5.21	5.49	4.00	8.50	2.00
3 万~6 万	5.04	0.04	4.97	5.12	3.00	8.00	2.00

个人年收入（元）	平均数	标准差	下限	上限	中位数	P25	P75
6万~10万	4.97	0.05	4.87	5.07	3.00	8.50	2.00
10万~15万	5.11	0.09	4.94	5.28	3.00	8.00	2.00
15万~25万	4.87	0.15	4.59	5.16	3.00	8.00	1.00
25万及以上	5.27	0.25	4.78	5.75	3.00	8.00	2.00

注：Log-Rank 检验，χ^2=15.310，P=0.009

3. 不同应对方式女职工受孕时间比较 积极应对女职工受孕时间较短，平均值为 4.68 个月，中位数为 3.00，与其他组比较有统计学差异，见表 2-7-8。生存曲线显示积极应对女职工累积受孕率高于其他应对方式组女职工，见图 2-7-3。

表 2-7-8 不同应对方式女职工受孕时间分析

应对方式分组	平均数	标准差	下限	上限	中位数	P25	P75
无应对	4.96	0.10	4.77	5.16	3.00	8.50	1.00
积极应对	4.68	0.03	4.62	4.74	3.00	8.00	1.00
消极应对	4.90	0.06	4.79	5.01	3.00	8.50	1.00

注：Log-Rank 检验，χ^2=20.160，P<0.001

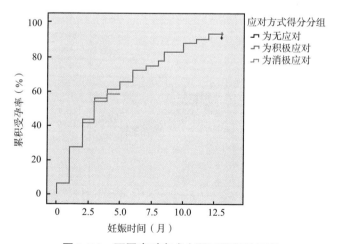

图 2-7-3 不同应对方式女职工累积受孕率

4. 不同孕育史女职工受孕时间的影响 本调查女职工总妊娠次数为 40 873 次，

妊娠 1 次的人数为 13 696 人，妊娠 2 次及以上的为 11 057 人（缺失 33 人）；总生育胎次 30 160 次，生育 1 胎的人数为 16 727 人，生育 2 胎及以上的人数为 1661 人（缺失 400 人）；自然流产总次数 3090 次，人工流产总次数 7817 次；流产次数（包括自然流产数和人工流产数）/总妊娠次数为 26.69%；自然流产率（自然流产数/总妊娠次数）为 7.56%。

不同妊娠次数比较，妊娠次数大于 1 次的受孕时间较长，平均值为 4.81 个月，中位数为 3.00，与其他组比较有统计学差异，见表 2-7-9。生存曲线显示妊娠次数大于 1 次女职工累积受孕率低于其他妊娠次数组女职工，见图 2-7-4。

表 2-7-9　不同妊娠次数女职工受孕时间分析

妊娠次数	平均数（月）	标准差	下限	上限	中位数	P25	P75
1 次	4.68	0.04	4.61	4.75	3.00	8.00	1.00
大于 1 次	4.81	0.05	4.72	4.91	3.00	8.00	1.00

注：Log-Rank 检验，$\chi^2=7.367$，$P=0.007$

不同生育次数女职工比较显示，生育次数为 1 次女职工受孕时间较长，平均值为 4.80 个月，中位数为 3.00，但无统计学差异，见表 2-7-10 和图 2-7-5。

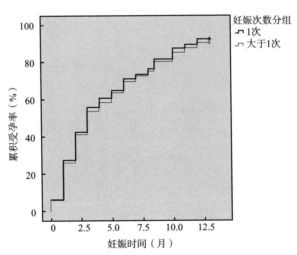

图 2-7-4　不同妊娠次数女职工累积受孕率

表 2-7-10　不同生育次数女职工受孕时间分析

生育胎次	平均数（月）	标准差	下限	上限	中位数	P25	P75
没有生育	4.39	0.13	4.15	4.64	3.00	6.00	1.00
生育 1 胎	4.80	0.03	4.74	4.86	3.00	8.00	1.00
生育 2 胎及以上	4.73	0.05	4.63	4.82	3.00	8.00	1.00

注：Log-Rank 检验，$\chi^2=5.213$，$P=0.074$

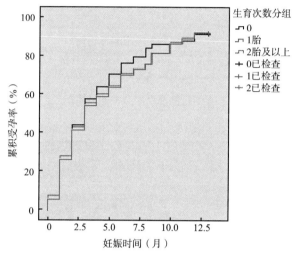

图 2-7-5　不同生育次数女职工累积受孕率

不同自然流产次数女职工比较显示，流产次数为 2 次及以上女职工受孕时间较长，平均值为 5.84 个月，中位数为 3.00，有统计学差异，见表 2-7-11。生存曲线显示流产次数为 2 次及以上女职工累积受孕率低于其他组女职工，见图 2-7-6。

表 2-7-11　不同自然流产次数女职工受孕时间分析

自然流产次数	平均数	标准差	下限	上限	中位数	P25	P75
0 次	4.78	0.03	4.72	4.84	3.00	8.50	1.00
1 次	5.11	0.09	4.94	5.28	3.00	8.00	2.00
2 次及以上	5.84	0.24	5.38	6.30	5.00	10.00	2.00

注：Log-Rank 检验，$\chi^2=34.487$，$P<0.001$

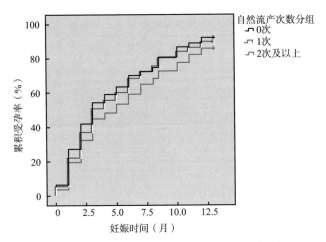

图 2-7-6 不同自然流产次数女职工累积受孕率

人工流产次数为 2 次及以上女职工受孕时间较长，平均值为 5.09 个月，中位数为 3.00，与其他组比较有统计学差异，见表 2-7-12 和图 2-7-7。

表 2-7-12 不同人工流产次数女职工受孕时间分析

人工流产次数	平均数（月）	标准差	下限	上限	中位数	P25	P75
0 次	4.81	0.03	4.75	4.88	3.00	8.50	1.00
1 次	4.99	0.06	4.86	5.11	3.00	8.00	1.00
2 次及以上	5.09	0.11	4.87	5.30	3.00	8.50	1.00

注：Log-Rank 检验，$\chi^2=12.843$，$P=0.002$

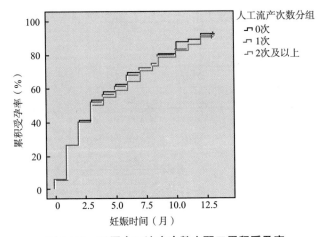

图 2-7-7 不同人工流产次数女职工累积受孕率

（三）职业模式对受孕时间的影响

1. 不同职业特征对女职工受孕时间的影响　不同工作时长女职工比较显示，周工作时间大于 60 小时的女职工受孕时间较长，平均值为 5.37 个月，中位数为 4.00，有统计学差异，见表 2-7-13。生存曲线显示周工作时间大于 60 小时的女职工累积受孕低于其他组，见图 2-7-8。

2. 不同工作疲劳程度比较　经常感到疲劳的女职工受孕时间较长，平均值为 5.32 个月，中位数为 4.00，与其他组比较有统计学差异，见表 2-7-14。生存曲线显示经常感到疲劳的女职工累积受孕低于其他组女职工，见图 2-7-9。

表 2-7-13　不同周工作时间女职工受孕时间分析

每周工作时间	平均数（月）	标准差	下限	上限	中位数	P25	P75
小于 40 小时	5.08	0.07	4.95	5.21	3.00	8.50	2.00
40～50 小时	4.98	0.04	4.91	5.05	3.00	8.00	2.00
50～60 小时	5.13	0.06	5.01	5.24	3.00	8.50	2.00
超过 60 小时	5.37	0.08	5.20	5.53	4.00	8.50	2.00

注：Log-Rank 检验，χ^2=24.287，$P<0.001$

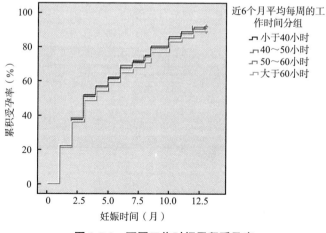

图 2-7-8　不同工作时间累积受孕率

表 2-7-14 不同疲劳程度女职工受孕时间分析

是否感到疲劳	平均数（月）	标准差	下限	上限	中位数	P25	P75
经常	5.32	0.06	5.21	5.43	4.00	8.50	2.00
有时	5.04	0.04	4.97	5.12	3.00	8.00	2.00
否	4.88	0.05	4.78	4.99	3.00	8.00	2.00

注：Log-Rank 检验，$\chi^2=45.212$，$P<0.001$

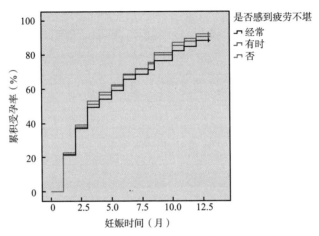

图 2-7-9 不同疲劳程度女职工的累积受孕率

3. 不同工龄比较 工龄大于 10 年女职工受孕时间较长，平均值为 5.19 个月，中位数为 3.00，与其他组比较有统计学差异，见表 2-7-15。生存曲线显示工龄大于 10 年女职工累积受孕率低于其他组，见图 2-7-10。

表 2-7-15 不同工龄女职工受孕时间分析

工龄（年）	平均数（月）	标准差	下限	上限	中位数	P25	P75
≤5	4.36	0.05	4.26	4.46	3.00	7.00	1.00
5~10	4.75	0.04	4.68	4.81	3.00	8.00	1.00
>10	5.19	0.06	5.08	5.30	3.00	8.50	2.00

注：Log-Rank 检验，$\chi^2=125.025$，$P<0.001$

4. 不同职业压力比较 重度职业压力女职工受孕时间较长，平均值为 4.95 个月，中位数为 3.00，与其他组比较有统计学差异，见表 2-7-16。生存曲线显示重度职业压力女职工的累积受孕率低于其他组，见图 2-7-11。

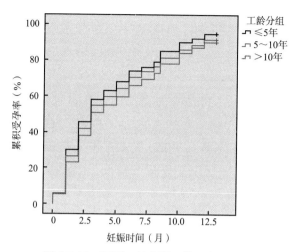

图 2-7-10　不同工龄女职工的累积受孕率

表 2-7-16　九类行业压力女职工受孕时间分析

职业压力分组	平均数（月）	标准差	下限	上限	中位数	P25	P75
基本无压力	4.57	0.06	4.46	4.68	3.00	7.00	1.00
轻度职业压力	4.75	0.04	4.68	4.82	3.00	8.00	1.00
中度职业压力	4.90	0.06	4.79	5.01	3.00	8.00	2.00
重度职业压力	4.95	0.19	4.58	5.31	3.00	8.50	1.00

注：Log-Rank 检验，$\chi^2=22.072$，$P<0.001$

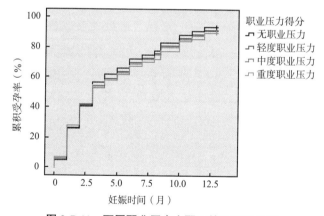

图 2-7-11　不同职业压力女职工的累积受孕率

5. 工作疲劳对女职工受孕时间的影响　采用 COX 比例风险模型，将文化程度、个人年收入、周工作时间、年龄分组、自然流产次数、人工流产次数、妊娠次数、工龄分组、应对方式及工作疲劳程度纳入多因素分析。

多因素分析，将文化程度、年龄、工龄、自然流产次数、家务劳动时间、工作疲劳程度、应对方式7个变量纳入模型中。在其他协变量不变的情况下，与初中及以下文化程度女职工相比，大专、本科、硕士及以上文化程度女职工受孕力较高，OR值分别为1.26，1.326和1.455。与年龄22～28岁女工相比，年龄为32～35岁女职工受孕力较低，OR值为0.940。与无自然流产史女职工比较，自然流产次数为1次和2次及以上的女性受孕力较低，OR值分别为0.924和0.798。与家务劳动时间≤1小时女性相比，家务劳动时间>2小时女性受孕力较低，OR值为0.937。

与工龄小于5年的女职工相比，工龄为5～10年女职工的受孕力降低，OR值为0.906，工龄为10年以上女职工受孕率降低，OR值为0.844。工作中有时感到疲劳和经常感到疲劳是女职工受孕力的危险因素，OR值分别为0.899和0.961，见表2-7-17。在控制了其他变量后，疲劳程度生存函数对比显示，有时和经常疲劳女职工的累积受孕率低于未感到疲劳女职工，见图2-7-12。

表 2-7-17　女职工受孕时间多因素分析

影响因素	B	SE	χ^2 值	P 值	OR 值	95% CI 下限	95% CI 上限
文化程度-初中或以下			55.559	0.000			
文化程度-高中或技校	0.138	0.074	3.504	0.061	1.148	0.994	1.327
文化程度-大专	0.231	0.068	11.420	0.001	1.260	1.102	1.442
文化程度-本科	0.282	0.067	17.603	0.000	1.326	1.162	1.513
文化程度-硕士及以上	0.375	0.071	27.839	0.000	1.455	1.266	1.672
年龄22～28岁			6.464	0.040			
年龄28～32岁	−0.023	0.028	0.687	0.407	0.977	0.924	1.032
年龄32～35岁	−0.061	0.030	4.202	0.040	0.940	0.887	0.997
无自然流产			18.955	0.000			
自然流产1次	−0.079	0.027	8.650	0.003	0.924	0.877	0.974
自然流产2次及以上	−0.225	0.068	10.993	0.001	0.798	0.699	0.912

续表

影响因素	B	SE	χ^2 值	P 值	OR 值	95% CI 下限	95% CI 上限
家务劳动时间≤1 小时			14.690	0.001			
家务劳动时间1～2 小时	−0.021	0.020	1.063	0.303	0.979	0.941	1.019
家务劳动时间>2 小时	−0.065	0.018	13.693	0.000	0.937	0.905	0.970
工龄≤5 年			42.784	0.000			
工龄5～10 年	−0.099	0.020	23.871	0.000	0.906	0.870	0.942
工龄>10 年	−0.170	0.026	41.861	0.000	0.844	0.801	0.888
应对方式得分为0			12.693	0.002			
积极应对	0.082	0.031	7.198	0.007	1.086	1.022	1.153
消极应对	0.031	0.033	0.873	0.350	1.032	0.966	1.101
无疲劳			22.244	0.000			
有时疲劳	−0.107	0.023	21.696	0.000	0.899	0.859	0.940
经常疲劳	−0.040	0.019	4.563	0.033	0.961	0.926	0.997

注：模型系数综合检验χ^2=237.260，P=0.000，有统计学意义

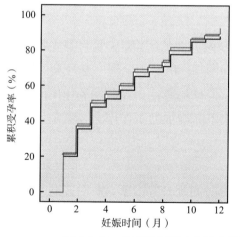

图 2-7-12　变量控制后疲劳程度的影响

三、 讨论

九类行业 22～35 岁女职工 3 个月、6 个月和 1 年内累积受孕率分别为 51.62%、68.41%和 91.33%，低于国内早期研究结果。1995 年对上海市 7826 对初婚夫妇的前瞻性研究结果显示，对受孕率分别为 70.68%、83.78%和 91.67%；1987 年对北京市随机抽取的 1974 例医院分娩的育龄妇女回顾性调查结果显示，3 个月、6 个月和 1 年累积受孕率为 77.69%、89.09%和 94.89%。2007 年对广东省 13 189 例已婚育龄妇女回顾性调查结果显示，3 个月、6 个月和 1 年累积受孕率分别为 45.71%、70.08%和 86.00%，低于本研究结果，其原因可能为本研究选择的调查对象年龄更低，以及研究设计方案和调查方式等方面存在差异。

受孕时间均数、标准差、中位受孕时间及生存曲线的 Log-Rank 检验结果显示，年龄、文化程度、个人年收入、工作时间、自然流产次数、人工流产次数、妊娠次数、工龄分组及职业压力均是女职工受孕力的影响因素。

四、 结论

生育力的高低主要取决于两方面的因素，一是自身生物学能力，二是受社会经济、人口、文化等因素的影响。稳定的生育率是社会发展的必要条件，是生殖健康的重要是组成部分。但是随着社会经济发展速度的不断增加，环境及职业有害因素日益增多，加上不断增加的工作压力，都对生育力带来不同程度的影响。

1. 人口学特征是影响生育力的重要因素之一　女性年龄是公认的影响生育能力的因素之一。由于教育时间延长等因素，女性普遍受孕时间推迟。年龄是受孕力的重要影响因素，35 岁是卵巢功能的"折棍期"，为减少卵巢衰老对受孕力的干扰，为尽可能地减少回忆偏倚，本研究选择 22～35 岁的女职工为研究对象。研究发现，受孕时间随着年龄的增长而增加（FR = 0.95, 95% CI: 0.93～0.96），生育力是其前一岁的 95%。本次调查中金融行业女职工受孕时间较长，有两方面的原因：一是金融行业女职工普遍受教育程度较高，受教育时间较长，受孕时间推迟；二是金融行业女职工工作时长较长，长时间工作通过影响家庭生活时间的直接作用，以及由长时间工作带来的身心健康的不良影响间接影响受孕时间。文化程度对受孕时间的影响：一是教育时间延长，工作、结婚及孕育年龄相应推迟，进而影响受孕时间；二是文化程度的不同可能导致备孕措施的不同而影响受孕时间。

2. 职业模式是影响生育力的重要影响因素　职业模式是一个包含职业特征、职业环境、管理制度和福祉等在内的涵盖社会、文化、环境等多元素的综合性描述。职业环境与职业表现对人类身心健康和生活质量产生不可估量的影响。周工作时长、工龄、工作疲劳程度均为职业模式的具体表现形式。长期过重的工作压力可能引发工作疲劳，疲劳的严重程度很大程度上取决于个体所承受的压力水平，本研究选择女职工的疲劳程度作为反映职业压力的长期慢性变量，结果疲劳程度是影响受孕时间的重要因素。

第三章

相关省（自治区、直辖市）
女性职业模式与生育健康

　　本研究通过对北京市、江苏省、湖北省、甘肃省、青海省、云南省、广西壮族自治区等地相关行业女职工的调查研究，总结分析不同地区女性的职业模式及其生育健康问题，分析影响生育健康（生育力）的职业影响因素，并提出干预策略。

第一节　北京市相关行业女性生育健康及影响因素调查分析

根据《北京市"十五"时期妇女发展规划》,2005 年女性就业比例达到41.5%。随着经济快速发展和社会的进步,女性就业率不断提高,在经济社会发展中起到十分重要的作用。按国民经济新行业分类,19 个门类中有多个行业的女性比例超过 50%,如住宿和餐饮、金融、教育、卫生、社会保障和社会福利业等,第三产业的城镇女性就业人员约占城镇女性就业人员的 76%。

女性不仅在职业中承担重要角色,还在生产和哺育子代中承担重任,加上女性特殊的生理结构和生理功能,容易受到职业性有害因素的影响。没有健康就没有发展,促进女性的发展要建立在保护女性健康的基础上,本项女性生育健康研究的目的是保护女性健康,促进女性全面和谐发展。

一、调查方法及基本情况

1. 调查方法　采用项目牵头单位统一编制的女性生育健康调查问卷进行调查,采用整群抽样的方式,抽样企业的全体女性或者企业内部某个分厂的全体女性。由经过统一培训的调查员组织开展调查,包括纸质问卷和电子问卷。

调查内容包括基本情况、职业情况、生育健康情况等。基本情况包括年龄、文化程度、婚姻状况、家庭人均年收入;职业情况包括工作姿势、工作时间、工作负荷、工作班制和职业性有害因素接触史(包括铅、汞、镉、苯及苯系物、丙酮、甲醛、二硫化碳、电离辐射、非电离辐射)等;生育健康涵盖卵巢疾病、子宫肌瘤、乳腺增生、阴道炎、子宫附件炎、生殖恶性肿瘤 6 种疾病。

患有生殖系统疾病是指,经医院明确诊断患有卵巢疾病、子宫肌瘤、乳腺增生、阴道炎、子宫附件炎、生殖恶性肿瘤 6 种疾病中的 1 种或 1 种以上疾病者。

2. 调查对象及基本情况　采用横断面调查的方法,将来自北京市海淀区、怀柔区、丰台区、大兴区、通州区的 10 429 名女性作为调查对象。调查对象纳入标准:选择年龄为 18~60 岁的女性,排除年龄小于 18 岁或大于 60 岁者。

共回收调查问卷 10 429 份，其中有效问卷 9944 份，有效率为 95.3%。

调查对象的平均年龄为（35.5±9.5）岁；婚姻状况：已婚者占 73.9%，未婚者占 22.9%，离婚或丧偶者占 2.2%，不详者占 1%；文化程度以高中和大学专科为主，约占 40.4%，大学本科及以上占 37.2%，中专及以下占 18.7%，不详占 3.8%；家庭人均年收入 2 万～5 万元占 34.3%，5 万～10 万元占 29.7%，少于 2 万元的低收入女性占 22.7%，高于 10 万元的女性占 12.0%，约 1.3% 的女性未填写经济收入。

二、职业因素的接触情况

相对来说，北京市女性接触有毒有害因素的比例较低，主要有害因素集中于噪声、电磁辐射等；接触铅、汞、镉等重金属的女性分别占 3.4%、2.6% 和 0.6%；接触苯及苯系物、丙酮、甲醛、二硫化碳等溶剂的女性分别占 2.2%、1.8%、5.4% 和 0.7%；接触电磁辐射的女性约占 8.8%。

然而，经常加班、经常上夜班、轮班作业者比例相对较高，分别占 22.9%、20.1% 和 17.4%，长时间站立、长时间坐位、工作负荷大和流动性大的女性分别占 25.8%、35.4%、20.9% 和 6.1%。

三、生殖系统疾病的患病情况

9944 名女性中近 3 个月内患有生殖系统疾病的占 28.3%。其中，乳腺增生占 15.54%，阴道炎占 11.25%，子宫肌瘤占 6.77%，子宫附件炎占 2.63%，卵巢疾病占 2.04%，生殖系统恶性肿瘤占 0.50%，见表 3-1-1。

表 3-1-1　女性生殖系统疾病的患病情况

生殖系统疾病	人数	患病率（%）	顺位
乳腺增生	1545	15.54	1
阴道炎	1119	11.25	2
子宫肌瘤	673	6.77	3
子宫附件炎	262	2.63	4
卵巢疾病	203	2.04	5
恶性肿瘤	50	0.50	6

四、 生殖系统疾病患病情况的影响因素分析

1. 单因素分析　结果显示，年龄、文化程度、婚姻状况、家庭人均年收入等基本情况，以及经常加班、经常上夜班、长时间站立、长时间坐位、工作负荷大、接触有毒有害因素等职业因素与生育健康存在相关性，见表 3-1-2。

表 3-1-2　生殖系统疾病患病的单因素分析

因素	分类	生殖系统疾病 n（%）		χ^2 值	P 值
		有	无		
年龄	<30 岁	725（20.90）	2744（79.10）	208.29	<0.001
	30～44 岁	1413（34.64）	2666（65.36）		
	45 岁及以上	675（35.68）	1217（64.32）		
文化程度	中专及以下	507（27.30）	1350（72.70）	45.67	<0.001
	高中及大学专科	1092（27.20）	2922（72.80）		
	大学本科及以上	1247（33.72）	2451（66.28）		
婚姻状况	未婚	427（18.74）	1851（81.26）	175.16	<0.001
	已婚	2429（33.05）	4922（66.95）		
	离异或丧偶	81（36.82）	139（63.18）		
家庭人均年收入（万元）	<2	630（27.90）	1628（72.10）	46.41	<0.001
	2～5	914（26.81）	2495（73.19）		
	5～10	954（32.30）	2000（67.70）		
	≥10	424（35.60）	767（64.40）		
经常加班	是	801（35.21）	1474（64.79）	41.95	<0.001
	否	2158（28.14）	5511（71.86）		
经常上夜班	是	682（34.15）	1315（65.85）	23.09	<0.001
	否	2277（28.65）	5670（71.35）		
长时间站立	是	850（33.18）	1712（66.82）	19.32	<0.001
	否	2109（28.57）	5273（71.43）		
长时间坐位	是	1140（32.40）	2379（67.60）	18.15	<0.001
	否	1819（28.31）	4606（71.69）		
工作负荷大	是	837（40.38）	1236（59.62）	141.31	<0.0010
	否	2122（26.96）	5749（73.04）		
接触铅	是	163（48.51）	173（51.49）	58.52	<0.001
	否	2796（29.10）	6812（70.90）		

续表

因素	分类	生殖系统疾病 n（%）		χ^2 值	P 值
		有	无		
接触汞	是	130（50.00）	130（50.00）	52.34	<0.001
	否	2829（29.22）	6855（70.78）		
接触苯/苯系物	是	94（41.41）	133（58.59）	15.09	<0.001
	否	2865（29.48）	6852（70.52）		
接触甲醛	是	212（39.48）	325（60.52）	25.70	<0.001
	否	2747（29.21）	6660（70.79）		
电磁辐射	是	405（46.50）	466（53.50）	128.01	<0.001
	否	2554（28.15）	6519（71.85）		

2. 多因素分析　以是否患有生殖系统疾病为因变量，以单因素分析中显示可能与生殖系统疾病有关的 17 个因素作为自变量，进行非条件逻辑斯谛 Logistic 回归分析（$\alpha_入$=0.05，$\alpha_出$=0.1），变量赋值表见表 3-1-3。结果显示，在调整了年龄、婚姻状况、文化程度和家庭人均年收入等混杂因素影响后，经常加班、经常上夜班、长时间站立、长时间坐位、工作负荷大、接触有害因素与生殖系统疾病的患病情况有关，见表 3-1-4。

与常规工作时间相比，经常加班者（超长时间工作）患生殖系统疾病的 OR 值为 1.199（1.070～1.343）；与不上夜班者相比，经常上夜班的女性患生殖系统疾病的 OR 值为 1.198（1.054～1.361）；与正常工作姿势者相比，长时间站立工作的女性患生殖系统疾病的 OR 值为 1.197（1.063～1.347），长时间坐位的女性患生殖系统疾病的 OR 值为 1.327（1.191～1.479）；就工作负荷而言，工作负荷大者患生殖系统疾病的 OR 值为 1.429（1.262～1.615）；就有害因素接触情况而言，接触铅、汞、电磁辐射的女性患生殖系统疾病的 OR 值分别为 1.696（1.307～2.201）、1.452（1.086～1.940）和 1.679（1.424～1.980），见表 3-1-3、表 3-1-4。

表 3-1-3　非条件 Logistic 回归分析的变量赋值表

因素	变量名称	赋值
年龄	X_1	<30 岁为 1；30～44 岁为 2；≥45 岁为 3
婚姻状况	X_2	未婚为 1；已婚为 2；离异或丧偶为 3
家庭人均年收入	X_3	<1 万元为 1；1 万～5 万元为 2；5 万～10 万元为 3；≥10 万元为 4

续表

因素	变量名称	赋值
文化程度	X_4	中专及以下为1；高中及大学专科为2；大学本科及以上为3
经常加班	X_5	是为1；否为0
长时间站立	X_6	是为1；否为0
长时间坐位	X_7	是为1；否为0
工作负荷大	X_8	是为1；否为0
接触铅	X_9	是为1；否为0
接触汞	X_{10}	是为1；否为0
接触苯或苯系物	X_{11}	是为1；否为0
接触甲醛	X_{12}	是为1；否为0
接触电离辐射	X_{13}	是为1；否为0
接触非电离辐射	X_{14}	是为1；否为0
接触丙酮	X_{15}	是为1；否为0
接触镉	X_{16}	是为1；否为0
接触二硫化碳	X_{17}	是为1；否为0
生殖系统疾病	Y	是为1；否为0

表 3-1-4　生殖系统疾病的多因素非条件 Logistic 回归分析

因素	β	SE	χ^2	P 值	OR 值（95% CI）
年龄	0.395	0.036	117.991	<0.001	1.485（1.382～1.594）
婚姻状况	0.481	0.061	61.509	<0.001	1.618（1.435～1.824）
家庭人均年收入	0.050	0.027	3.482	0.062	1.051（0.997～1.108）
文化程度	0.139	0.036	14.791	<0.001	1.149（1.070～1.233）
经常加班	0.181	0.058	9.089	0.002	1.199（1.070～1.343）
经常上夜班	0.181	0.065	7.704	0.006	1.198（1.054～1.361）
长时间站立	0.180	0.060	8.824	0.003	1.197（1.063～1.347）
长时间坐位	0.283	0.055	26.166	<0.001	1.327（1.191～1.479）
工作负荷大	0.357	0.062	32.762	<0.001	1.429（1.262～1.615）
接触铅	0.528	0.133	15.824	0.001	1.696（1.307～2.201）
接触汞	0.373	0.148	6.344	0.012	1.452（1.086～1.940）
接触电磁辐射	0.518	0.084	37.949	<0.001	1.679（1.424～1.980）

五、讨论与建议

　　女性生育健康是目前女性职业健康保护关注的热点问题之一。本研究对北京市 9944 名女性开展生育健康调查，结果显示北京市女性生殖系统疾病患病率为 28.3%，其中乳腺增生占 15.54%、阴道炎占 11.25%、子宫肌瘤占 6.77%。已婚女性生殖系统疾病的患病率为 33.0%。高于本项目牵头单位在我国 7 个省（市）医药卫生、冶金、铁路等行业的研究调查结果，表明北京市女性的生殖系统疾病患病情况不容乐观。

　　不良工时制度和工作体位、重金属、有机溶剂、噪声等多种职业性有害因素均可影响女性的生育健康。职业危害的影响可导致月经失调、生育力降低、生殖道感染、生殖系统肿瘤等。女性生殖系统疾病的患病率居高不下，生殖系统肿瘤发生率有所上升，生育健康问题突出成为目前职业女性面临的主要健康问题。本研究通过对北京市部分行业女性生育健康情况的调查，探索职业相关因素对生育健康的影响，为相关部门制定女性保护政策和干预措施提供依据。

　　研究显示，经常加班、夜间工作、长时间站立、长时间坐位、工作负荷大是生殖系统疾病的影响因素。文献研究也证实，夜间工作、工作时间每周大于 50 小时的女性妇科疾病患病率明显高于周工作时间小于 40 小时的女性，夜间工作女性患乳腺癌的风险是非夜间工作的 1.4 倍，长期夜间工作可能通过特定机制上调 microRNA 启动子区甲基化同时调节免疫介导的抗癌活性，导致乳腺癌发生风险增高。此外，经常加班和夜间工作等可导致过度疲劳、人体生物钟紊乱，长时间坐位易导致盆腔充血，这些因素可造成内分泌功能紊乱、免疫力低下，从而容易感染生殖系统疾病。提示企业应注重改善女性工作环境与条件，改善工时制度，减轻工作负荷。

　　本研究还发现接触铅、汞和电磁辐射等有害因素与生殖系统疾病发生相关。职业性铅、汞暴露可引起女性月经经期、周期和经量改变，增加痛经，同时还会影响妊娠及其子代发育。铅、汞等重金属可以抑制人体红细胞免疫功能，造成免疫力下降，同时可影响卵巢类固醇激素的合成和作用。关于电磁辐射对生殖系统损害的研究还有待深入。

　　综上所述，北京市女性生殖系统疾病的患病情况不容乐观，生殖系统患病与经常加班、夜间工作、长时间站立或坐位、工作负荷大、接触有害因素等有关。在女性生育健康保护工作中应积极改善劳动制度和工效条件，加强职业因素的监测和劳动防护。

　　本研究也存在一定的局限性，如横断面研究无法区分暴露和疾病的先后顺序，以及混杂因素的控制不充分全面。在后续研究设计中期望建立研究队列、巢式病例对照研究以进行验证。

第二节　江苏省相关行业女性生育健康及影响因素调查分析

伴随着经济的迅猛发展，我国劳动力人口的结构近年来发生了明显变化，随着女性劳动力人口所占比例的逐年增加，暴露于职业危害环境中的女性人数也在增加，她们面临复杂的健康风险。女性的生存状况、劳动条件及其健康影响因素引起了社会各界的关注。本研究旨在分析江苏省女性较为集中、有代表性的行业中女性生育健康状况，为采取保护女性健康的干预措施提供参考依据。

一、对象与方法

1. 采用横断面调查方法，对江苏省的医药卫生、石油化工、电力、铁路、机械制造、电子、纺织、行政机关、餐饮和家政等行业的 6402 名女性进行生育健康状况调查。调查对象均为在被调查企业中工作时间≥1 年的女性，对工作年限＜1 年的予以排除，调查对象均知情同意。

2. 采用项目牵头单位统一编制的"女性生育健康调查问卷"，不在上述行业范围内的都归为其他行业。问卷调查由经过培训的调查员在被调查企业中对女性采用集中式讲解、发放问卷、定时回收的方式收集问卷。

3. 采用整群方便抽样的方法，抽取某个企业全体女性或企业内部某个分厂的全体女性，或某个班次的全体女性。共收集调查问卷 6685 份，有效答卷 6402份，有效率为 95.8%。调查前对调查人员进行统一培训，使用统一的调查方式。调查结束后，由专人对调查表内容进行及时检查和复核，尽可能控制偏倚。

二、结果

1. 基本情况　涉及的行业主要有医药卫生、石油化工、电力、铁路、机械制造、电子、纺织、行政机关、餐饮和家政及其他行业，其中机械制造行业的人数较多，占 53.4%，电子行业占 9.8%，医药卫生行业占 8.8%。调查对象的平均年龄为（37.1±8.1）岁，其中 25～35 岁年龄组的女性人数最多，占总人数的 40.5%，35～45 岁年龄组的女性人数居第 2 位，占总人数的 35.6%，见图 3-2-1。

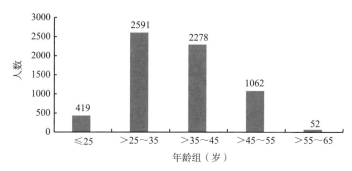

图 3-2-1　江苏省相关行业中女性年龄分布

2. 接触职业性有害因素及不良工作模式情况　在工作中接触有害因素的女职工占 50.9%。其中，接触物理因素的女性较多，占 73.8%；接触化学有害因素的女性占 33.6%；接触生物有害因素的女性占 13.7%，在工作场所中往往同时接触多种有害因素。另外，还存在轮班、夜班、加班、不良体位、工作负荷大、视屏作业和流动性大等不良工作模式，处于不良体位工作模式的占 33.9%，轮班和夜班的占 31.4%，经常加班的占 30.0%，视屏作业、工作负荷大和流动性大的分别占 10.2%、8.1%和 2.8%。

3. 女性生殖及生育情况　调查显示，曾患有妇科疾病或相关症状的女性占 31.3%，其中患乳腺增生的女性占 15.5%，患妇科炎症的女性占 13.8%，患子宫肌瘤的女性占 5.5%，患卵巢疾病的女性占 1.0%，部分女性同时受到多种妇科疾病的困扰。

月经异常率为 22.7%，主要表现为月经量异常者为 30.9%、月经周期紊乱者为 30.4%、月经持续时间异常者为 19.4%和痛经者为 19.3%。

4. 职业因素对月经状况的影响　女性的月经受到有害因素、工作负荷、视屏作业、流动性大等因素的影响。其中，接触有害因素的女性月经异常率高于未接触者，工作负荷大的女性月经异常率高于工作负荷小者，视屏作业的女性月经异常率高于不从事视屏作业者，工作流动性大的女性月经异常率高于流动性小者，差异有统计学意义，见图 3-2-2。

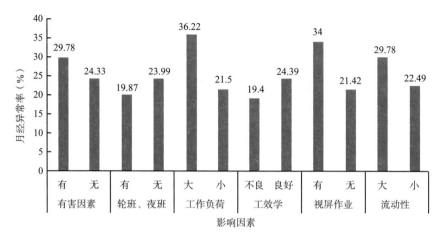

图 3-2-2 江苏省相关行业女性月经异常的影响因素

5. 职业因素对妇科疾病的影响 妇科疾病受到接触有害因素、工作负荷大、视屏作业等多种因素的影响。工作中接触有害因素的女性，其妇科疾病患病率高于未接触有害因素者。工作负荷大的女性的妇科疾病患病率高于工作负荷小的女性，视屏作业的女性的妇科疾病患病率高于不从事视屏作业的女性，见图 3-2-3。

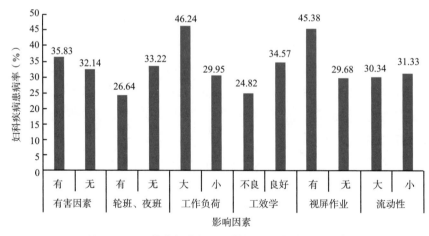

图 3-2-3 江苏省相关行业女性妇科疾病的影响因素

三、讨论

1. 有害因素对女性生育健康产生不利影响　本次调查的女性中，有50.9%的女性在工作生产过程中接触有害因素，主要以化学因素和物理因素为主，对女性生育健康状况产生不利影响。据文献报道，工作场所中接触如重金属、有机溶剂及有机磷农药、噪声等因素可导致女性月经异常、妇科疾病患病率增高、受孕困难、早产、胎儿低出生体重及出生缺陷等，对女性生育及其子代健康造成损害。

调查显示，接触有害因素的女性的妇科疾病患病率、月经异常率高于不接触者，接触有害因素的女性更年期表现起始年龄、绝经年龄比不接触者提前。用人单位应改进工艺流程，加强职业病防护设施的配备，定期开展有害因素监测，把有害因素控制在职业接触限值范围以内；减少女性接触有害因素的机会与有害因素的浓度。定期对接触职业病危害因素的女性进行职业健康监护，有条件的应增加生育健康方面的专项体检，加强培训教育，履行职业危害告知义务，配备规范的个人防护用品，督促女性规范佩戴及自觉遵守操作规程。

2. 劳动组织与工作模式是女性生育健康的重要影响因素　对于工作负荷大和从事视屏作业的女性，妇科疾病患病率比工作负荷小和不从事视屏作业的女性要高；工作负荷大的女性月经异常率最高，从事视屏作业的女性因坐位不动，月经异常率也较高。

用人单位应建立以人为本的企业文化，积极改善工作环境，配置人体工效学较好的可调节座椅，适时安排工间休息，以减少强迫体位的不良影响。改善劳动组织，制订合理的工作时间，尽可能地减少孕期女性加班、轮班或上夜班，保障和促进女性健康。

3. 加强教育培训，提高女性自我防护意识　大多数女性由于文化水平所限，对生育健康、更年期保健等知识认知不足，自我保护意识比较淡薄。因此，提高女性的职业健康素养是提升女性健康水平的基本保证。许多女性在工作岗位上不可避免地接触各种职业性有害因素，但是部分女性自我防护意识淡薄，如怕麻烦或因不舒服不愿意佩戴防护用品，增加了有害因素接触量；在存在有害因素的岗位上饮水或进食可引起有害因素进入消化道，增加有毒物质吸收的风险；下班不清理个人卫生（洗手和更衣），将有害因素带回家，污染家人和孩子；计件工作女性不注意工间休息及长时间憋尿，导致生殖系统感染的机会增加。女性应当提高自身防护意识，掌握防护技能，自觉正确佩戴使用有效的个人防护用品，保护自身健康。

第三节　湖北省相关行业女性生育健康及影响因素调查分析

　　女性是一个庞大的社会群体，更是推动经济社会发展的重要力量，其身心健康是社会和谐、国家可持续发展的重要基石。国内外研究表明，职业女性的生殖健康风险高于无业者。本研究对湖北省育龄期女性进行了抽样调查，旨在了解当地女性生育健康现状，掌握不同行业女性在生育健康状况方面的特点及其异同，为相关部门采取有效干预措施提供科学依据。

一、对象与方法

　　1. 通过分层整群抽样，对 15 200 名 20～49 岁已婚女性进行问卷调查，有效问卷 14 046 份，有效率 92.4%。调查了湖北省女性较为集中的行业，如医药卫生、教育、行政机关、石油化工、电子、制鞋、机械制造、冶金、通信服务、餐饮与家政、商业零售、金融、电力等行业。纳入标准：①非妊娠妇女；②既往无恶性肿瘤病史；③无生殖系统肿瘤家族史；④近 6 个月内无激素应用史。

　　2. 按照各地区 4‰ 的比例随机抽样进行调查。采用中国疾病预防控制中心职业卫生所统一编制调查问卷，由经过培训的调查员进行问卷调查。调查内容包括个人基本情况、职业情况、疾病史、月经情况、生殖系统疾病等。妇科病为自报内容，以医院正规检查结果为准。

　　3. 判断标准参见本章第二节"三、相关指标及定义"。

二、结果

　　1. 基本情况。调查对象平均年龄为（36.5±6.9）岁。接触职业性有害因素者 4449 人，占 31.7%。其中，接触单一职业性有害因素的占 9.7%，同时接触 2 种及以上职业性有害因素的占 22.0%。在工作中对健康不利的劳动组织主要有经常加班、轮班作业、视屏作业、经常搬运重物等，分别占 23.5%、25.4%、20.1%和 2.8%。

2. 妇科常见疾病的患病率为 50.3%。按照患病率大小排序，分别为生殖道感染（29.0%）、乳腺增生（26.8%）、子宫肌瘤（8.3%）、卵巢疾病（2.0%）。接触职业性有害因素、经常加班、视屏作业都会增加妇科疾病的发生，轮班作业者妇科疾病患病率低于非轮班作业者。

3. 除绝经女性外，调查对象的月经异常率为 36.7%，主要表现为经量改变（17.8%）、周期紊乱（15.5%）、经期变化（8.6%）、痛经（8.4%）。接触职业性有害因素、经常加班、轮班作业、视屏作业、经常搬运重物可增加月经异常的发生。

不同行业女职工的月经异常、妇科疾病患病情况存在差异。月经异常率排在前 3 位的是石油化工、教育、服务行业，妇科疾病患病率排在前 3 位的是石油化工、教育和电力行业。

接触有害因素的女职工的月经异常率高于不接触有害因素的女职工；工作负荷大的女职工月经异常率高于工作负荷小的女职工；视屏作业久坐不动的女职工月经异常率高于非视屏作业的女职工；工作流动性大的女职工月经异常率高于流动性小的女职工。

4. 不孕与流产。在 9932 名计划妊娠的女职工中，1 年内受孕的有 7315 人，1 年受孕率为 73.65%，1 年不孕率为 26.35%。在不孕女性中，去医院就医的为 25.5%；医院诊断原因在女方的为 64.6%，在男方的为 13.9%，不明原因的为 21.5%。

流产率为 44.7%，其中流产 1 次的为 19.8%，多次流产的为 24.9%；按流产方式分析，人工流产率为 38.5%，自然流产率为 6.2%。

三、讨论

本次调查湖北省已婚育龄女性的月经异常率为 36.7%，妇科常见疾病的患病率为 50.3%，与 2012 年湖北省妇女疾病普查结果，如平均患病率为 36.6%

相比，高出 13.7 个百分点，说明随着社会经济发展节奏的加快，工作环境及社会竞争等因素对育龄女性生育健康的影响在加大，女性生育健康状况并未随着社会经济发展得到有效改善。

影响生育健康的因素是多方面的，包括年龄、婚育史、行为因素、环境及职业因素等，除传统的职业性有害因素外，还有更为广义的职业相关因素，如视屏作业、不良工作体位、搬运重物，轮班作业等亦不容忽视。调查发现，同时接触两种及以上有害因素的女性占 22.0%，月经异常率远高于接触单一有害因素者，提示接触多种有害因素的女性月经异常风险更高，应重点关注。

石油化工、电力等行业女性生育健康状况较差。石化企业生产环境中存在大量的有害因素，多数一线女性年龄大、接触有害因素工龄长，可能对生殖系统造成损害。应采取综合预防控制措施降低作业环境中有害因素的浓度或强度，并强化职业卫生安全教育，使女性了解有害因素及个人防护要点。定期开展妇科体检，加强重点行业、重点岗位女职工生育健康风险评估，探索建立相应行业女性生育健康风险管理体系，实现职业健康服务关口前移，以确保女性及其子代的健康。

环境因素、社会因素对生育健康的威胁日趋严重，在当前生育政策的背景下，高龄女性不孕率与流产率明显增高，生育力下降趋势明显。加强女职工劳动保护，减少有害因素对女性生育力的影响刻不容缓。在大健康理念引领下，疾病预防是实现健康中国的重中之重，要加快探索生育健康主要影响因素，把防控工作重点前移，创建基于物联网与云计算的生育健康管理系统。利用云计算和大数据信息技术，针对女性人群创新服务模式，提升生育健康筛查与心理健康监测覆盖率，建立健全的健康管理制度，倡导健康生活方式，提高职业健康素养，将传统的妇幼保健服务模式转变成一个多部门、用人单位和家庭共同参与的社会实践。

第四节　甘肃省相关行业女性生育健康及影响因素调查分析

女性相对集中在劳动密集型、服务性行业，这些行业中存在一些可能损害女性健康的危险因素，由于女性特殊的生殖功能，一些有害因素可能损害女性的生育健康，引起妇科疾病、月经异常、不孕不育、妊娠期相关疾病等问题。本调查旨在摸清甘肃省女性妇科疾病及月经情况，促进女性生育健康。

一、 数据来源及行业分布

1. **数据来源** 在 14 个地州市 30 个单位开展此项调查，共收集问卷 8538 份。根据单位性质，分为国有企业 5804 人（69.04%），事业单位 833 人（9.91%）和民营企业 1446 人（17.2%），见图 3-4-1。

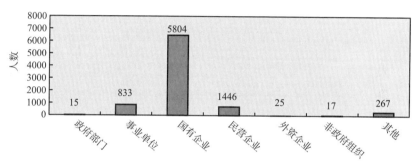

图 3-4-1 女性文化程度分布

2. **一般情况** 调查对象平均年龄为（37.6±8.5）岁，其中 18～29 岁、30～39 岁、40～49 岁年龄组分别占 21.8%、27.5%、42.9%。文化程度主要集中在高中或大专、初中或中专、本科，分别占 48.9%、25.0%、23.5%。

3. **行业与职业分布** 石油化工行业 1642 人（19.2%），铁路行业 1124 人（13.2%），机械制造行业 510 人（6.0%），电子行业 280 人（3.3%），其他行业 4432 人（51.9%）。工人 4686 人（56.0%），研究人员 1227 人（14.6%），行政管理人员 681 人（8.1%），服务人员 680 人（8.1%），其他职业所占比例较低。

二、 生育健康现况

1. **妇科疾病或自觉症状** 常见妇科疾病有：乳腺增生 2558 人（占 31.7%），阴道炎 1393 人（占 17.2%），子宫肌瘤 806 人（占 10%），居于前三位的妇科疾病为乳腺增生、子宫肌瘤和阴道炎，机械制造行业、石油化工、铁路行业和冶金行业主要为乳腺增生、阴道炎和子宫肌瘤，其次为子宫附件炎。调查对象中，有妇科疾病的女性有 4511 人，占 52.8%。有两种以上妇科疾病的女性 1310

人，约占 15.3%。见图 3-4-2。

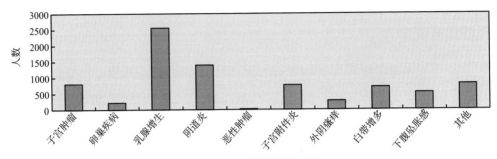

图 3-4-2　妇科疾病构成分布

2. 月经情况　调查对象中，近 6 个月内月经正常的女性 6179 人，约占 72.4%；月经异常的女性 1608 人，占 18.8%。在月经异常的女性中，表现为月经周期紊乱（占 39.7%）、月经量改变（占 28.0%）、痛经（占 19.0%）。

从行业分析，石油化工和铁路行业的女性月经异常率较高；从职业分析，一线工人和技术人员月经异常率较高。

三、　生育健康影响因素分析

研究显示，石油化工和铁路行业的女性月经异常率较高，一线工人和技术人员的月经异常率高。

女性在工作过程中受环境因素、心理压力、精神状态、情绪心智、人际关系、职业分工、行业类别等影响，容易出现生殖系统疾病和月经异常。居前 3 位的妇科疾病是乳腺增生、阴道炎和子宫肌瘤。50% 以上女性患有妇科疾病，其中有两种以上妇科疾病的女性占 15.3%。

铁路行业女性接触噪声、振动等有害因素，对内分泌系统和生殖系统带来不良影响；另外，铁路行业女性工作节律变化较大、工作时间较长、环境变化及压力较大、睡眠不足，这些因素均会导致情绪波动强烈，影响生育健康。

石油化工行业女性接触各类有机溶剂、助剂等化学物因素较多，对生殖系统产生影响。冶金行业女性接触大量粉尘、有毒有害化学物及噪声和热辐射，对女性生理和心理产生影响。

另外，由于市场经济大环境下的激烈竞争，女性普遍感到压力过大。职业压力可影响生育健康，生育健康问题反过来又影响心理健康。

四、　干预策略建议

政府应发挥其职能，关注职业妇女的职业保护，加强企事业单位的监管，倡导女性劳动保护的社会环境和政策支持环境，制订和修订针对女性劳动保护的法律法规和指导意见。

改善女性劳动环境和条件，减少职业性有害因素的职业暴露，减轻工作负荷和劳动强度，合理安排作息时间，为女性提供特殊生理时期的友好福利设施。加强培训教育，提升女性职业健康素养，使女性自觉保护自身健康。

第五节　青海省相关行业女性生育健康及影响因素调查分析

女性生育健康关系到未来人口素质及劳动力资源的可持续发展。本调查通过对青海省冶金、化工、铁路、制酒及其他行业 3848 名女性的生殖健康状况的调查，了解女性罹患妇科疾病、月经异常、不孕等生殖健康问题和女性接触职业性有害因素现状，分析职业性有害因素与生殖健康问题的相关性，为促进女性生殖健康提供依据和策略。

一、　对象与方法

1. 对象　选取青海省冶金、化工、铁路、制酒及其他行业 3848 名一线女性作为调查对象，开展生殖健康问卷调查。

2. 方法　通过横断面调查方法，采用统一编制的"女性生殖健康调查问卷"进行调查。问卷内容包括基本情况、职业接触和生殖生育情况共三大类 23 个子题。所有调查对象自愿参与，并知情同意。

3. 判定标准与质量控制　见本章第二节。

二、　基本情况

1. 基本情况　本次调查了 3848 名女性调查对象，冶金行业占 49.22%，平均年龄为（37.5±8.0）岁，已婚者占 79.05%，见表 3-5-1。

表 3-5-1　调查女职工基本情况

特征因素		人数（%）	特征因素		人数（%）
年龄（岁）	<25	343（8.91）	行业	冶金	1894（49.22）
	25~35	1099（28.56）		化工	696（18.09）
	>35~45	1692（43.97）		铁路	419（10.89）
	>45	714（18.56）		制酒	291（7.56）
婚姻状况	已婚	3042（79.05）		其他 b	548（14.24）
	未婚	495（12.86）			
	其他 a	311（8.08）			

注：a 包括离异、分居、丧偶；b 包括行政机关、通信、金融、机械制造、餐饮和家政等行业

2. 不良职业特征情况　包括不良体位（长时间站立、长时间坐位、流动性大）、接触职业性有害因素、不良生活习惯、工作班制（轮班、加班、夜班）、工作负荷，分别占 69.4%、63.8%、53.3%、52.0%、20.0%。其中，冶金和化工行业以接触职业性有害因素为主，铁路和制酒行业以不良体位为主。

三、　生殖健康状况及影响因素分析

1. 生殖健康问题　妇科疾病的患病率为 33.68%，由高到低排序依次为制酒行业、铁路行业、化工行业、冶金行业等。月经异常率为 16.61%，由高到低依次为制酒行业、铁路行业、冶金行业、化工行业。不孕率为 19.21%，由高到低依次为其他行业、冶金行业、制酒行业、铁路行业、化工行业。不同行业间女性生殖健康异常率存在差异，见表 3-5-2。

表 3-5-2　不同行业女性生殖健康问题分析

行业	总人数	已婚人数	妇科疾病人数 a（%）	月经异常人数 b（%）	不孕人数 c（%）
冶金	1894	1679	577（30.46）	283（14.94）	332（19.77）
化工	696	604	249（35.78）	90（12.93）	90（14.90）
铁路	419	320	167（39.86）	98（23.39）	51（15.94）
制酒	291	279	160（54.98）	99（34.02）	54（19.35）
其他	548	471	143（26.09）	69（12.59）	117（24.84）
合计	3848	3353	1296（33.68）	639（16.61）	644（19.21）
χ^2 值			90.5298	94.6003	19.4075
P 值			<0.000 1	<0.000 1	0.000 7

注：a 占总人数的比例；b 占总人数的比例；c 占已婚人数的比例

2. 生殖健康状况影响因素分析　以月经异常为因变量，以接触职业性有害因素、不良工作班制、不良体位、工作负荷、视屏作业、不良生活习惯作为自变量，进行 Logistic 回归分析。结果显示，不良生活习惯、工作负荷和不良工作班制可增加月经异常的风险，见表 3-5-3。工作负荷可增加女性不孕的风险，见表 3-5-4。

表 3-5-3　月经异常影响因素 Logistic 分析

自变量	β 值	SE	χ^2 值	df	Sig	OR 值	95% CI
不良生活习惯	−0.375	0.096	15.305	1	0.000	0.687	0.57～0.829
视屏作业	0.286	0.112	6.533	1	0.011	1.332	1.069～1.659
工作负荷	−0.286	0.103	7.650	1	0.006	0.751	0.614～0.920
轮班制	−0.235	0.095	6.179	1	0.013	0.791	0.657～0.952
常量	−1.300	0.148	77.625	1	0.000	0.272	—

表 3-5-4　不孕影响因素 Logistic 分析

自变量	β 值	SE	χ^2 值	df	Sig	OR 值	95% CI
工作负荷	−0.241	0.104	5.378	1	0.020	0.786	0.64～0.963
常量	−1.437	0.091	247.065	1	0.000	0.238	—

四、分析与建议

调查涉及的企业为青海省女职工分布较为集中的相关行业，可在某种程度上反映当地女性生殖健康问题。

调查显示，青海省女性妇科疾病的患病率为 33.68%、月经异常率为 16.61% 和不孕率为 19.21%，低于全国水平，因为本调查基于近 3 个月的数据，与以往 6 个月、12 个月回顾调查数据存在差异。一线女职工有 63.8% 的人接触职业性有害因素，主要包括苯或苯系物、二硫化碳、甲醛等化学因素和噪声、高温、振动等物理因素。月经异常与女性接触职业性有害因素、不良工作体位、不良生活习惯、工作负荷大等多种职业因素存在相关性。

制酒业是青海省女性比较集中的行业，工作中存在不良体位的占 93.8%。该行业女性主要从事包装、灌装、搬运重物等工作，处于长时间站立、工作负荷大的不良工作模式。长时间强迫体位和高负荷作业使行业女性盆腔压力增高，出现子宫下垂等妇科疾病。经期长时间站立，因重力作用影响静脉回流，下半身血流淤滞，子宫及盆腔器官长期充血，导致痛经、经量增多；下肢和小腹部因长时间站立，影响血液循环，易造成白带增多、阴道炎等妇科疾病。制酒行业女性主要是农民工，大多来自附近村镇，自我保护意识薄弱，多有长时间憋尿等不良习惯，这些均增加生殖道感染的机会，而且对妇科疾病羞于启齿，不积极治疗，导致生殖健康问题相对突出。

因此，企业应按照《女职工劳动保护特别规定》等法律法规的要求保护女职工健康，定期监测作业场所有害因素，改进生产工艺，替代人工搬运模式，合理设置工作岗位，避免长时间站立或久坐不动，增加工间休息时间和工效学设计，以缓解不良工作形式和体位对生育健康的影响。相关部门应制订女性生殖健康保护指南，改善工作模式，加强健康教育，不断提高女性自我保护意识，改掉吸烟、酗酒、滥用药物、熬夜等不良生活习惯，建立健康积极的生活方式与行为习惯，保障和促进女性生育健康。

第六节　云南省相关行业女性生育力及影响因素调查分析

由于女性特殊的生理结构，其生殖系统健康更易受到职业性有害因素的影响。不孕率作为衡量一个国家和地区生育健康水平的重要指标，越来越受到关注，本次通过对云南省医疗、金融和矿山采选 3 个不同行业女性的不孕状况进行调查，探讨不孕与职业因素的关系，为女性健康的促进提供参考。

一、　对象与方法

1. 采用横断面调查方法，对云南省医疗、金融和矿山采选行业的女性开展调查。其中，医疗行业选取了 3 家省级综合医院，金融行业选取了农村信用合作社，矿山采选业行业选取了某有色金属矿，对所选取对象采取了整群抽样。

2. 采用统一编制的调查问卷，通过纸质调查和在线调查相结合的方式进行调查，编制了详细的填表说明。内容包括基本情况、职业情况等。

二、结果

1. 基本情况　本次调查共收集问卷 2501 份，有效问卷 2426 份，有效率为 97%。其中有妊娠意愿的女性 1874 名，占 74.9%。其中医疗行业占 25.3%，金融行业占 62.6%，矿山采选行业占 12.1%。调查对象的平均年龄为（36.6±7.4）岁，各行业调查对象的年龄见图 3-6-1。文化程度：大学本科及以上的女性占 59.8%，医疗行业女性的文化程度较高，大学本科及以上的文化程度，见图 3-6-2。家庭人均年收入以 1 万～4 万元为主，占 36.0%；其次为 5 万～9 万元，占 33.7%；矿山采选行业女性的家庭人均年收入较低，<1 万元的比例占 49.1%。经常熬夜是女性的主要不良行为习惯，占被调查人数的 33.9%，其中医疗行业女性经常熬夜的占 62.8%，金融行业占 33.8%，矿山采选行业占 28.2%。

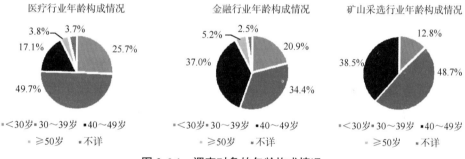

图 3-6-1　调查对象的年龄构成情况

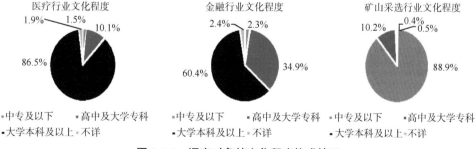

图 3-6-2　调查对象的文化程度构成情况

2. 职业情况　接触有害因素的女性占 36.7%，矿山行业女性接触有害因素的比例较高，占 71.7%，医疗行业占 68.4%，金融行业占 17.1%。女性还受轮值夜班、不良工效学（经常站立、搬运重物和长时间坐位）、视屏作业、工作负荷大、经常加班和流动性大等不良工作模式的影响，其中以涉及工效学方面的人数占比最高，占 77.7%；其次为工作负荷大（42.3%）、经常加班（41.8%），见图 3-6-3。

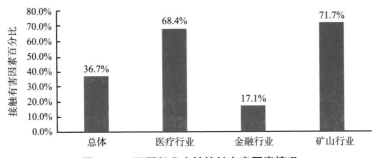

图 3-6-3　不同行业女性接触有害因素情况

三、生育力及影响因素分析

1. 有正常性生活并且未采取避孕措施的情况下，有 425 人在 1 年内未受孕，不孕率为 22.7%。以上 3 个行业女性的不孕率存在差异；存在轮班、不良工效学、工作负荷大等不良工作模式女性的不孕率高于无不良工作模式者；接触有害因素的女性不孕率为 31.3%，高于未接触者，见表 3-6-1。

表 3-6-1　女性不孕的职业因素分析

变量	人数	1年以上不孕人数	不孕率（%）	χ^2	P 值
行业				10.577	0.005
矿山采选行业	226	44	19.5		
医疗行业	475	133	28.0		
金融行业	1173	248	21.1		
工作模式					
轮班	642	174	27.1	10.900	0.001
不良工效学	1456	349	24.0	6.204	0.013
视屏显示终端作业	570	141	24.7	1.979	0.160
工作负荷大	793	204	25.7	7.275	0.007
流动性大	125	31	24.8	0.344	0.558

续表

变量	人数	1年以上不孕人数	不孕率（%）	χ^2	P 值
经常加班	783	184	23.5	0.516	0.472
有害因素					
接触	687	215	31.3	45.924	<0.001
不接触	1187	210	17.7		

2. 女性不孕的影响因素分析：以不孕症为因变量（不孕症=1，否=0），以行业、文化程度、收入水平、轮班作业、工作负荷、加班、不良工效学、视屏显示终端作业、流动性、接触有害因素、不良行为习惯、妇科疾病、月经异常为自变量，进行女性不孕的多因素 Logistic 回归分析（图 3-6-4）。结果显示，文化程度、不良工效学、接触有害因素、月经异常为女性不孕的危险因素，其中接触有害因素的影响最大，见表 3-6-2。

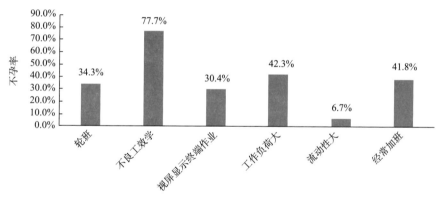

图 3-6-4　不同工作模式女性的不孕率比较

表 3-6-2　女性不孕的多因素 Logistic 回归分析

指标	β 值	SE	χ^2 值	P 值	OR 值（95% CI）
文化程度	0.211	0.079	7.079	0.008	1.234（1.057~1.441）
不良工效学	0.287	0.144	3.994	0.046	1.332（1.006~1.765）
接触有害因素	0.771	0.114	45.982	<0.001	2.163（1.731~2.703）
月经异常	0.327	0.114	8.229	0.004	1.387（1.109~1.735）

四、 讨论与建议

金融和医疗行业的女性有较为稳定的工作与收入,总体的经济收入处于中国女性群体的平均或以上水平,而矿山行业的女性主要属于流动女性,缺乏社会保障,经济收入和文化水平较低。不孕是多种原因综合作用的结果,不良工效学、接触有害因素是不孕症的影响因素,但还需要进一步深入研究。

1. 工作模式对女性不孕率的影响　存在不良工效学,如长时间站立、工作负荷大的女性不孕率较高。因此,需要加强女性在工效学方面的健康教育,主动调整工作姿势;加强工效学设计和安排,创造良好的工作模式,以提高工作效率,保护女性的生育健康。

2. 职业性有害因素是女性不孕的重要影响因素　有36.7%的女性接触职业性有害因素,包括化学因素、物理因素、生物因素等。接触有害因素的女性不孕率高,接触有害因素可使女性出现受孕困难。用人单位应加强职业防护,减少工作场所有害因素,合理安排工作岗位,减少女性接触有害因素的机会。

3. 医疗行业女性的不孕率较高　医疗行业女性的不孕率为28.0%,高于其他行业。女性医护人员1年不孕率高于其他职业人群。由于女性医护人员工作的特殊性,会接触各种细菌、病毒等生物致病因素,而消毒剂、抗癌药物、噪声、放射线等也是影响医护人员月经和妊娠状况的职业性有害因素;医护人员经常倒班上夜班、加班,压力大,高强度工作导致的疲劳与倦怠感会影响其生育健康,使她们成为生育健康问题较为严重的群体。应多关注女性医护人员的健康状况,加强劳动保护,注重女性医护人员特殊时期的职业防护,创造和谐的工作环境。女性医护人员应引起重视,不能自以为掌握一定医学知识而麻痹大意,应积极提升自身的职业健康素养,提高工作场所的自我健康保护能力。

第四章
相关行业/职业模式与女性生育健康

　　本章研究涉及行业有石油化工行业、有色金属行业、冶金行业、机械制造业、医药行业、铁路行业、金融行业、教育行业、餐饮行业等典型行业，有教育工作者、医务工作者、环卫工人等特殊群体，选择的研究对象涉及面比较广泛，梳理了相关行业和特定职业女性的职业模式、生育健康问题及其影响因素，具有一定的代表性；提出的建议与策略既有普适性，也有针对性。

第一节　石油化工行业女性月经异常现况调查分析

石油化工是国家支柱产业，以生产和加工石油化工产品、油气集输为主，工作方式主要有炼油、巡检、质检及外操等，从业者人数众多，女性是一线岗位的重要劳动力。石油化工行业工艺复杂，存在着多种职业性有害因素，其中可能存在一些损害生育健康的环境内分泌干扰物。超过半数的女职工在工作场所接触一种或多种有害因素，如噪声、粉尘、有机溶剂、天然气、乙烯、丙烯和丁二烯等，面临复杂的健康风险。

石油化工行业女性群体的基本特征：平均年龄超过40岁，文化程度以高中及大学专科为主，约占73%，大学本科及以上学历者约占20%。女性主要从事的工种有炼油工，占38.8%，外操工占27.3%，质检工占21.2%，巡检工占12.7%。石油化工行业女性的平均工龄为（13.4±4.7）年，短者3年，长者25年，相对稳定性较好，流动性较小。

一、工作特征与月经异常存在相关性

石油化工行业女性的月经异常率为37.2%，主要表现为经量异常、月经周期紊乱、痛经等。不同职业模式和工作特征的石油化工行业女性的月经异常率存在显著性差异，接触有害因素女性的工龄越长，月经异常率越高。巡检工（45.8%）和炼油工（41.4%）的月经异常率明显高于质检工（28.3%）和外操工（34.2%）。随着工作条件的改善，负重劳动的情况少见，一般重物的搬运对于月经异常没有明显的影响。

二、工效学因素与月经异常存在关联

研究表明，不良工效学因素，如长时间连续站立、重复单调动作及工作时间延长、轮班作业等，对女性生育健康造成不良影响。轮班（尤其是夜间工作）和长时间站立的石油化工行业女性的月经异常率（月经周期紊乱、经量异常和痛经率）明显高于其他工作模式的女性。表现为经常轮班女职工月经异常率（52.3%）明显高于不轮班女职工（35.6%），夜间工作女职工高于非夜间工作女职工；长期被动处于站姿工作的女职工，其月经异常率（39.2%）高于其他工作姿势女职工（27.6%）。

一线女职工在操作中长时间保持不良姿势，轮班制是该行业女职工的工作常态。夜间轮班干扰女职工的正常生物节律，容易引发其睡眠障碍，使机体得不到及时休息与放松，导致雌激素和β-内啡肽水平提高，进而影响促卵泡素和黄体生成素的正常释放，引发卵巢功能失调、月经周期紊乱、生育能力下降。目前人体工效学因素对女性生育健康影响的研究还不充分，还有待进一步深入研究。

三、　一线女职工接触有害因素的比例较高

石油化工行业女职工的平均年龄大，接触职业性有害因素的比例高，长期处在噪声、化学物、粉尘超标的工作环境可能对女职工生育健康产生不利影响，如月经异常（周期紊乱、痛经）和妇科疾病患病率增高，间接对其妊娠、生育及其子代健康产生不良影响。随着接触有害因素女职工的工龄延长，月经异常率升高。

多项研究表明，石油化工行业女职工的月经异常率高于其他行业；而在行业内部，不同岗位与工种存在一定的差异，巡检岗位女职工月经异常率最高，其次是炼油岗位，应将巡检、炼油等重点岗位的接触有害因素的女职工作为重点关注对象。

建议用人单位加强职业健康监护、工作场所有害因素监测和职业防护工作；改善工作环境与条件，建立合理的、人性化的管理制度，调整劳动组织，采取有效可行的方式降低女职工的职业暴露水平，加强女职工生育健康管理和特殊生理时期的健康管理，定期开展妇科检查，必要时为有特殊困难的女职工调整工作岗位，减轻劳动强度和减少劳动时间，切实保护女职工的生育健康及其子代健康。

第二节　有色金属行业女性月经异常现况调查分析

有色金属行业的职业危害种类繁多，对健康的影响复杂，除工作环境存在

的粉尘、化学物、噪声、电磁辐射等以外，还有生产过程中分解产生的新的职业危害，如脲醛和酚醛树脂释放游离的酚、醛类和一氧化碳，自硬性材料释放异氰酸酯和一氧化碳等，给作业工人带来复杂的健康影响，另外还有加班工作、劳动强度大、缺乏劳动保护意识等现象。为了解该行业女职工的职业暴露及生育健康现状，本项目选择西部地区两家国有大企业的女职工作为研究对象。

一、 基本情况

调查对象的平均年龄为（38.8±7.7）岁，已婚者占 81.2%，文化程度情况为：高中/中专、大学专科、大学本科者分别占 27.5%、31.8%、22.2%，硕士及以上者仅占 1.3%。

被调查女性的平均每周工作时长≤40 小时的占 34.5%，40~50 小时的占 50.6%，51~60 小时的占 10.8%，＞60 小时的占 4.1%。平均每周工作时长＞50 小时的占 14.9%，轮班作业的占 27.0%，夜间工作的占 19.1%，其他的占 2.2%。

女性中自觉工作压力较大的占 30.2%，感觉压力很大的占 16.2%，自觉工作压力一般和较小的分别占 48.8%、4.8%。月经异常 2487 人，占 41.1%，其中月经周期紊乱占 36.1%，月经经量减少占 22.8%，经期异常占 16.5%，痛经占 12.3%。

二、 不同职业特征对月经的影响

调查显示，女性月经异常率为 41.1%，提示较高的月经异常率可能与职业模式有关。平均每周工作时长＞60 小时者月经异常率达 60.4%，月经异常率随平均每周工作时长的增加而增高。夜间工作的女性，月经异常率达 52.2%。

以往研究也证实，同类行业经常值夜班的女职工患乳腺增生、阴道炎和恶性肿瘤的比例有所升高，长时间站立工作的女职工患乳腺增生、阴道炎、子宫肌瘤的比例高。

三、 职业压力是导致女职工内分泌失调的影响因素

女性工作压力来源主要有工作任务重、工作环境差、工作时间长、经济收

入低、管理制度严苛、缺乏应有的理解与尊重等。自觉工作压力大的女性，其月经异常率达 55.1%，月经异常率随工作压力的增大而增高。职业女性容易情绪波动，不同年龄段的角色变化会对其工作造成不同的影响。

工作时间超长是月经异常的危险因素，每周工作时间 51～60 小时的女性，其月经异常率为 46.79%，超过 60 小时的女性的月经异常率为 60.41%；夜间工作也可导致女性月经异常率明显升高（52.21%）；自觉压力很大的女性月经异常率明显高于自觉压力较小的女性，见表 4-2-1。

表 4-2-1　月经异常与女职工工作模式、工作压力的关系分析

月经异常	平均每周工作时间				工作形式				自觉工作压力				合计
	<40小时	40～50小时	51～60小时	>60小时	白班	轮班	夜间轮班	其他	很大	较大	一般	很小	
周期紊乱	270	479	106	43	415	266	201	16	182	304	378	34	898
经量增多	27	64	10	8	50	28	29	2	26	46	36	1	109
经量减少	173	277	82	34	277	137	144	8	135	187	216	28	566
淤血	47	114	23	15	93	56	49	1	42	72	75	10	199
痛经	80	174	33	18	136	86	78	5	70	110	112	13	305
经期异常	122	206	52	30	191	111	102	6	84	134	177	15	410
调查人数	2087	3060	654	245	3131	1630	1155	130	978	1826	2951	291	6046
异常人数	719	1314	306	148	1162	684	603	38	539	853	994	101	2487
异常率（%）	34.45	42.94	46.79	60.41	37.11	41.96	52.21	29.23	55.11	46.73	33.68	34.71	41.13

四、加强有色金属行业女性职业健康保护

有色金属行业职业危害不仅危及劳动者的健康与安全，还可能对生态环境造成威胁。因此，产业结构调整、产业转型已成为当务之急。

有色金属行业女职工的职业健康保护是一个系统工程，要建立工作制度并多部门参与合作，不断强化职业安全健康管理，改善工作环境与条件，加强劳动保护，应遵照《女职工劳动保护特别规定》及《女职工禁忌从事的劳动范围》的要求加强对女职工进行劳动保护，尤其对特殊生理时期的女职工。

要重视女职工的生育健康和心理健康，及时缓解工作压力，合理安排工作时间和工作制度，减少和解决女职工在劳动和工作中因生理特点造成的特殊困

难，保护其职业健康，建设和谐企业、和谐社会。

第三节　冶金企业女性生育健康及影响因素调查分析

冶金行业在我国经济发展中占有重要地位，随着新兴产业和第三产业的兴起与快速发展，冶金行业面临新的机遇和挑战。女职工是冶金行业一个重要的劳动群体，她们的生育健康状况不仅反映女职工的健康问题，也在一定程度上反映出该行业职工群体的健康水平。

一、冶金行业是职业病危害比较严重的行业

炼铁、炼钢、轧钢等生产工序存在噪声、振动、高温等物理因素职业危害，还可能接触苯或含苯化合物、酯类等化学因素，对女职工带来健康损害。

噪声和高温是冶金行业最常见的职业性有害因素，长期在噪声与高温环境下工作，除导致听力损伤、心血管系统和神经系统的损害外，还会引起女性生理功能和生殖功能的改变，出现月经异常等生殖系统症状。

二、冶金行业女性的生育健康情况

1. 冶金行业女性的月经情况　职业应激和体力劳动是月经异常的主要危险因素；经常上夜班、工作负荷大、工作时间长是女性月经异常的危险因素；长期上夜班可导致精神及睡眠不佳、内分泌紊乱，从而引起月经异常。

噪声和高温可导致女性月经功能变化和月经异常的发生率升高。噪声和高温对女性生理机制的影响较为复杂，长时间暴露在噪声和高温环境中可能引起卵巢功能失调，进而引起月经周期紊乱；噪声还可影响中枢神经系统，使下丘脑-垂体-卵巢轴调节失调，影响月经功能。也有研究表明，噪声可影响调节生殖激素的褪黑素分泌，从而影响月经情况。

接触苯等生产性毒物可致卵巢功能障碍、自主神经系统功能亢进，引起月经周期紊乱、月经过多、闭经等。研究表明，冶金行业含苯化合物作业对女职工生殖系统存在潜在影响，含苯化合物与酯类等联合作用也会对月经功能造成

影响。月经异常率随工龄的增长呈现上升趋势。痛经、月经淤血与工效学因素有关，主要表现为连续站立、重复单调动作、工作时间延长等。结果表明，经常上夜班、超长时间工作和工作负荷大为月经异常的危险因素，其中超长时间工作对月经异常的影响最大，风险为对照组的 7.6 倍。

2. 冶金行业女性的妇科疾病　妇科疾病是影响女性生育健康的常见疾病，具有多种类、低死亡率、危害严重等特点。结果显示，冶金一线女性妇科疾病患病率为 67.6%，同单位行政人员患病率为 47.5%，差异有统计学意义（$P < 0.05$）。其他研究也显示，冶金行业一线女职工发生妇科疾病的风险较高。

冶金行业女职工常见的妇科疾病居前三位的分别是乳腺增生、阴道炎和宫颈炎。其中，阴道炎是女性生殖道感染最常见的疾病，是不同疾病引起的多种阴道黏膜炎性疾病的总称，易反复发作。这可能与女职工高强度作业、压力大、精神紧张等导致的内分泌功能失调、自身免疫力下降等因素相关。

另外，冶金行业一线女职工发生不良妊娠结局、妊娠期相关疾病、更年期综合征和自然流产等风险高于行政管理人员，如接触有机化合物女职工的自然流产和妊娠高血压综合征的发生率明显增高，提示接触有害因素对女性生育健康产生不良影响，需加强对女职工的劳动保护及相关研究，减少职业性有害因素对女性生殖系统的损害。

3. 冶金行业女性的乳腺疾病　乳腺疾病是女性的常见病和多发病，其中乳腺增生的发病率占首位，冶金行业女职工妇科疾病中乳腺增生患病率最高，约占52.2%，高于同期调查的其他行业女职工的乳腺增生率的平均水平（33.2%）、事业单位女职工乳腺增生患病率（44.1%）和铁路女职工乳腺增生患病率（36.8%）。乳腺增生的发生与多种因素所致的内分泌失调有关，工作环境中的内分泌干扰物、企业工作制度引发的精神压力和个人情绪等因素都可能对内分泌系统产生影响，导致乳腺增生等疾病的高患病率。

国内外研究表明，女性的乳腺增生与个人情绪、压力有关，过度紧张可干扰女性内分泌功能，诱发乳腺疾病的发生，长期熬夜或失眠等因素与乳腺疾病的发生有关。国外一项针对护士的调查发现，夜班工作年限与乳腺癌风险呈正相关，工作年限越长，患乳腺癌的风险越大。可能由于夜间工作时，灯光减少人体对褪黑激素的分泌，增加雌激素的产生，额外增加的雌激素增加了乳腺疾病的风险。

研究表明，患乳腺疾病的女性大多同时伴有月经异常，可能与干扰内分泌系统功能的化学物有关。

冶金行业女性接触的化学性因素导致神经内分泌功能紊乱，卵巢功能异常，引起黄体素分泌不足，雌激素相对增高，进而引起月经异常，从而导致乳腺增生，由此可见，月经异常与乳腺疾病相互影响。

另外，女性在工作中发挥着越来越重要的作用，女性在承担工作任务的同时还兼具生育、繁衍的任务，肩负"双重负担"，这使女性在生理、心理等方面承受更多的压力。长期处于紧张状态使女性机体功能下降，心理疾病和生育健康问题均令人担忧。

三、冶金女性职业健康保护建议

女职工劳动保护要兼顾科学性和可行性，在改善作业环境和加强个人防护的同时，要提升女性自身的职业健康素养。

用人单位应履行职业病防治的法律责任和社会责任，改善工作环境和条件，如采取必要的隔热、降温、除尘等措施，减少工作场所有害因素暴露，制定合理的作息时间和轮班制度，对接触有害因素的女职工开展职业健康监护的同时，定期为女职工进行妇科检查，加强职业卫生教育和心理疏导，避免因生理和心理问题造成的意外事件发生。

冶金行业女职工自身应增强自我保护意识，如工作时按要求佩戴耳塞、耳罩、防尘护具等防护措施；长时间高温作业时，应注意及时补充足够的水、无机盐、维生素等营养物质。

保持良好的精神心理状态，改变不合理的工作方式，适当增加工间休息时间，注意劳逸结合，积极参加体育锻炼，养成良好的行为习惯，发现健康问题应及早处理，减少疾病的发生及促进慢性疾病康复。

对于职业病防治机构及社会组织，应根据企业和工人的健康需求开展有针对性的职业健康服务、生育健康服务和心理健康服务，促进女性生育健康和心理健康。

第四节　工作负荷对机械制造行业女性生育健康的影响研究

机械制造行业是我国支柱产业之一，对经济社会的发展十分重要。机械制造行业的企业数量多，生产工艺复杂，品种繁多，生产环境中存在着多种可能影响生育健康的物理、化学因素和其他职业相关因素。本研究旨在了解机械制造行业女职工的生育健康状况，探讨工作负荷对生育健康影响，为制订和完善女性职业健康保护相关策略提供科学依据。

一、对象与方法

1. 采取横断面研究方法，对江苏省、北京市、天津市、湖北省、湖南省、青海省、安徽省和山东省等省（直辖市）的机械制造行业女职工进行问卷调查，并收集不同工种、不同年龄段女职工生育健康相关资料。调查对象为在被调查企业工作 1 年以上的女职工，共收集调查问卷 5873 份，剔除年龄填写不准确和未填写的问卷 141 份，有效答卷 5732 份，有效率为 97.6%。

2. 采用妇女健康调查项目统一编制的问卷，对机械制造行业的女职工进行问卷调查。采用整群抽样方式进行问卷调查（企业全体女职工或企业内部某个分厂全体女职工）。

调查问卷内容包括 3 个部分：①基本情况，如年龄、婚姻状况、文化程度等；②职业情况，如工龄、工作形式和状态、工作负荷等；③生殖和生育情况，如自述妇科疾病患病情况、月经异常情况和生育史等。月经异常是指月经周期延长或缩短、月经量减少或增多、月经周期不规律为主要症状的月经情况改变。工作负荷大是指单位时间内人体承受的工作量较大，包括体力工作负荷和心理工作负荷。

3. 质量控制。调查员在调查前统一接受培训。调查问卷填写结束后，由专人负责审核后录入，并采用双录入方法。

二、基本结果

调查数据按照地域可划分为北方（包括东北和华北地区）占 29.6%（1697 人），东部（华东地区）占 58.2%（3338 人），中部（华中地区）占 8.8%，西南部（包括西北、西南、华南地区）占 0.5%，地域不详者占 2.9%。

调查对象的平均年龄为 36.9 岁，其中 36～45 岁年龄组的女职工人数居多，占总人数的 38.49%；高中或大学专科文化程度的女职工占总人数的 40.01%；已婚女职工占总人数的 85.64%，见表 4-4-1。

表 4-4-1　机械制造行业女性的人口学特征

特征	人数	构成比（%）
年龄组（岁）		
25	266	4.64
26～35	2089	36.44
36～45	2206	38.49
46～55	1133	19.77
56～65	38	0.66
文化程度		
小学、初中、中专	1878	32.76
高中或大学专科	2293	40.01
大学本科、硕士、博士	1447	25.24
不详	114	1.99
婚姻状况		
未婚	601	10.49
已婚	4909	85.64
离婚	128	2.23
丧偶	23	0.40
不详	71	1.24
合计	5732	100.00

三、生殖健康状况及影响因素分析

1. 生殖健康状况　该行业被调查女职工的月经异常率为 27.2%，主要表现为月经周期紊乱（9.87%）、月经量异常（10.89%）、痛经（6.21%）和经期持续时间异常（6.11%）。患有妇科疾病或相关症状的女职工占 34.4%，以生殖道感染为主。

2. 工作负荷对女职工生育健康的影响　工作负荷大的女职工的月经异常率高，为 41.6%，工作负荷小的女职工平均值为 25.9%；妇科疾病患病率为51.71%，高于工作负荷小的女职工的平均值（32.9%）。

多因素回归分析显示，年龄、文化程度和工作负荷为月经异常的危险因素，年龄、婚姻状况、文化程度和工作负荷为妇科疾病的危险因素。

四、讨论与建议

女性在高工作负荷时，不仅容易对肌肉、骨关节造成损伤，如过度疲劳、腰酸背痛，也可能给生殖系统带来一定的影响，如月经失调、痛经、流产、早产等。而当心理负荷长期处于失衡状态时，可能导致职业紧张，其通过下丘脑–垂体–性腺轴对女性生殖系统造成影响，并引起月经异常、痛经等妇科疾病。

被调查的女性中，年龄为 26～45 岁的占 74.93%，85.64% 为已婚女性，且多为育龄女性。机械制造行业女职工受过高等教育的占 25.24%，大部分女职工属于低、中等学历，所接受的教育程度有限。文化程度是月经异常和妇科病的危险因素，文化程度低的女职工生育健康知识相对匮乏，缺乏对生育健康的自我保护意识，卫生行为习惯相对较差。因此，要加强健康教育力度，提高女职工的自我保护意识，普及生育健康知识，改善女职工的生活方式和行为习惯。

调查显示，机械制造行业女职工月经异常率为 27.2%；曾患妇科疾病的比例为 34.4%，与其他行业相比属于均值水平。该行业女职工的工作负荷过大，经常面临要搬运重物等重体力劳动，属于超负荷工作；工作负荷高是该行业女职工月经异常的影响因素，也是妇科疾病的危险因素。工作负荷大的女职工生理和心理都处于高度紧张状态，长期处于压力负荷状态，不仅会扰乱下丘脑–垂体–性腺轴的平衡，还会造成内分泌系统紊乱，导致女职工出现经量增多、痛经、周期紊乱等月经异常的症状；负重劳动还有可能引起女性腹压、盆腔压力增高，造成盆腔血流不畅、淤血等，从而引起妇科炎症、子宫肌瘤等疾病。

机械制造行业的女职工大多属于育龄女性,还面临着来源于社会和家庭的双重心理压力。因此,适当减轻女职工工作负荷对促进和改善女职工生育健康具有重要意义。

第五节　女性医护人员生育健康及影响因素调查分析

女性医护人员是一类特殊的职业群体,她们为患者提供医疗服务的同时,其自身的健康状况也应该得到足够的重视,以便为人类提供持续优质的医疗服务。近几年,在大样本流行病学调查中发现医护人员的不孕率、月经异常率等指标明显高于其他职业女性群体。本调查对女性医护人员生育健康的影响因素进行了分析,为进一步的相关研究提供了参考依据。

一、对象与方法

1. 采用横断面调查的方法,对8281名女性医护人员生育健康状况进行现况调查。本调查排除了对问卷理解困难无法配合者、绝经者或有严重内科疾病者。

2. 利用自制的"女性生育健康调查问卷",问卷内容包括女性一般人口学特征、工作特征、职业暴露等有害因素的情况,以及生育健康情况。调查时对调查对象进行集中式讲解。专人负责定时回收问卷,对填写不完整的问卷,及时反馈给调查对象重新填写。

3. 由项目牵头单位制订统一的调查方案与问卷。随机选择几家医院进行预调查,对问卷存在的问题进行调整。对调查人员进行统一培训,使用统一的调查方式。调查结束后,由调查员对问卷内容进行及时检查和复核,尽可能控制偏倚。

二、基本情况

1. 本次调查共发放问卷 8281 份,实际回收问卷 7602 份,有效回收率为 91.8%。研究对象均为女性,平均年龄为(35.9±8.0)岁。其中,医师的平均年龄为（35.9±8.0）岁，护士的平均年龄为（35.4±8.0）岁。

2. 女性医护人员的不良工作方式有经常加班和轮班作业，其中护士的轮班作业比例约为 57.83%。感觉工作负荷大的医护人员比例为 40.29%，其中 44.39% 的护士感觉工作负荷大，31.83% 的医师感觉工作压力大。47.63% 的女性医护人员在工作中接触职业相关因素，且医师和护士存在差异，详见表 4-5-1。

表 4-5-1　女性医护人员的不良工作方式

特征	人数	工作时间＞ 10 小时/天人数（%）	经常加班 人数（%）	轮班作业 人数（%）	工作负荷大 人数（%）	接触有害因素 人数（%）
医生	2482	268（10.80）	682（27.48）	949（38.24）	790（31.83）	809（32.59）
护士	5120	419（8.18）	1601（31.27）	2961（57.83）	2273（44.39）	2812（54.92）
合计	7602	687（9.04）	2283（30.03）	3910（51.43）	3063（40.29）	3621（47.63）

三、女性医护人员的生育健康状况

1. 5120 名护士中，近 6 个月内月经异常率为 36.86%，2482 名医师中，月经异常率为 28.44%；女性医护人员的子宫肌瘤患病率分别为 9.55% 和 8.36%；卵巢疾病患病率分别为 3.10% 和 2.77%。

2. 女性护理人员的不孕率较高，1 年不孕率、2 年不孕率、3 年不孕率分别为 24.45%、13.36% 和 10.84%，高于医师的 22.84%、11.85% 和 9.51%，见表 4-5-2。

表 4-5-2　女性医护人员的生育健康状况

特征	人数	月经异常 人数（%）	子宫肌瘤 人数（%）	卵巢疾病 人数（%）	1 年不孕 人数（%）	2 年不孕 人数（%）	3 年不孕 人数（%）
医生	2482	706（28.44）	237（9.55）	77（3.10）	567（22.84）	294（11.85）	236（9.51）
护士	5120	1887（36.86）	428（8.36）	142（2.77）	1252（24.45）	684（13.36）	555（10.84）
合计	7602	2593（34.11）	665（8.75）	219（2.88）	1819（23.93）	978（12.87）	791（10.41）

3. 不良妊娠结局如下：护士自然流产率为 6.30%，高于医师的自然流产率（5.03%）。护士所生孩子的早产率为 2.16%，医师为 1.79%。另外，护士的难产率为 1.12%，死产率为 2.28%；医师的难产率和死产率分别为 0.60% 和 1.36%。在不良出生结局（出生缺陷）方面，医师为 0.34%，护士为 0.47%，见表 4-5-3。

表 4-5-3　女性医护人员子代的不良妊娠结局

特征	人数	自然流产 人数（%）	早产 人数（%）	难产 人数（%）	出生缺陷 人数（%）	死产 人数（%）
医师	2345	118（5.03）	42（1.79）	14（0.60）	8（0.34）	32（1.36）
护士	4728	298（6.30）	102（2.16）	53（1.12）	22（0.47）	108（2.28）
合计	7073	416（5.88）	144（2.04）	67（0.95）	30（0.42）	140（1.98）

四、讨论与建议

1. 护士的月经异常率较高　育龄期护士的月经异常率（36.86%）高于女性医师的月经异常率（28.44%）。护士轮班作业、工作时间长、工作负荷大是导致月经异常率高的主要原因。关注护士月经异常情况对保护护士的生育健康具有重要意义。分析护士岗位影响月经异常的职业因素，及时采取预防控制措施以保护护士生育健康。

2. 女性医师子宫肌瘤和卵巢疾病的患病率较高　本研究中女性医师的平均年龄与女性护士接近，女性医师的子宫肌瘤的患病率为9.55%，卵巢疾病的患病率为3.10%。研究表明，子宫肌瘤是一种激素依赖性肿瘤，雌激素是促使肌瘤生长的主要因素，还有学者认为生长激素（GH）协同雌激素促进有丝分裂刺激肌瘤生长。

3. 护士的不孕率较高　护士的1年不孕率（24.45%）高于医师（22.84%）。分析其原因可能有两点：①护士在工作中接触有害因素较为普遍，这些有害因素包括噪声、电磁辐射等物理因素，消毒剂等化学因素，以及细菌、病毒等致病微生物等生物性因素。相对而言，护士工作的自主性差、工作强度大，社会心理因素较为复杂，对护士的生育能力产生不良影响。相关研究表明，职业接触锰、镉、苯系物、二硫化碳等均对女性生育力产生不良影响，导致受孕时间延长和不孕不育。②护士长期的大夜班、小夜班轮班作业制度易导致月经异常，从而引起不孕率增高。

4. 护士不良妊娠结局的发生率较高　护士的自然流产率较高，与其在工作中接触的有害因素有关，如长期接触消毒剂、生物医药等，这些气雾或气溶胶通过皮肤、呼吸道、消化道吸收进入人体形成潜在的危害，经常接触可导致自然流产率增高。另外，护士子代的早产率、难产率和死产率也均较高，与其工作负荷大、夜间轮班等有关。护士工作负荷大、工作时间过长、过度疲劳可使早产率增高，工作压力大或过度紧张引起大脑皮质功能紊乱，儿茶酚胺分泌增加，交感神经兴奋和血管收缩，易致胎儿早产、难产或死产。

5. 女性医护人员不良的工作方式应引起重视 有超过一半的女性医护人员从事夜间轮班工作、每周工作时间超过50小时，40%的女性医护人员感觉工作负荷很大、疲惫不堪。这些不良工作方式对她们的生育健康带来不良影响，需要卫生行政部门和医院管理部门充分重视，采取有效的预防控制措施，保护女性医护人员的身心健康。

第六节 制药行业女性生育健康及影响因素调查分析

制药行业是当今的一个优势产业，发展迅速，管理严格，对经济社会发展十分重要。制药行业生产工艺复杂，品种繁多，企业数量多，企业规模以中小型为主，且大多数制药企业生产环境中存在着多种可能损害女性健康的危险因素。由于经常加班、连续工作、长时间站立、快速单调动作、负重劳动，以及受工作环境中多种有害因素的影响，女性生育健康现状不容乐观。月经异常、乳腺疾病、生殖系统疾病的患病情况均较为严重。本节对西部地区16家制药企业接触有害因素女职工的调查数据进行分析，阐述该行业女职工的生育健康问题及影响因素，并为干预策略提供依据。

一、对象与方法

1. 以制药行业接触有害因素女性为调查对象，共回收问卷1856份，有效问卷1801份，有效率为97.0%；其中，中型企业6家，1044人；小型企业10家，757人。

2. 采用整群抽样法，对甘肃省东部地区（平凉市、庆阳市）、中部地区（兰州市、定西市）、西部地区（张掖市、酒泉市）6市的16家制药企业的女性进行调查，调查员经过统一培训并按照统一设计的调查问卷进行调查。问卷内容包括基本情况、生育健康、职业健康、从业情况、职业史等。

二、 基本结果

1. **基本情况** 调查对象的平均年龄为（37.7±8.1）岁，其中 20～29 岁的 380 人（21.1%），30～39 岁的 636 人（35.3%），40～49 岁的 759 人（42.1%），≥ 50 岁的 19 人（1.1%）；文化程度以高中学历者居多，占 747 人（41.5%），初中学历 438 人（24.3%），大学专科 421 人（23.4%），大学本科及以上 105 人（5.8%），小学及以下 22 人（1.2%）。

平均工龄为（11.1±8.9）年；用工方式为合同制工人 1491 人（82.8%），临时工 283 人（15.7%），其他人员 27 人（1.5%）。

2. **月经异常情况** 月经异常的发生率为 43.3%，其中月经周期异常占 7.1%，月经量过多或过少分别占 6.7%、14.6%，有异味占 0.6%，19.0%的女性会出现痛经症状，月经期出现较多淤血者占 15.1%。

3. **女性生育状况** 曾妊娠者 1519 人，孕次 2552 次，分娩 1634 次，自然流产率为 6.3%，人工流产率为 29.5%。1486 名新生儿中，正常出生体重儿占 94.6%，低出生体重儿和巨大儿分别占 3.2%和 2.3%，其中有 5 名新生儿患有出生缺陷。

4. **乳腺疾病、生殖系统患病情况** 20.4%的女性患有乳腺疾病，居前 3 位的乳腺疾病为乳腺增生（91.3%）、乳腺纤维瘤（5.4%）、乳腺炎（3%）。有 42.9%的女性患有生殖系统疾病，乳腺增生占首位（32.8%），其次为子宫附件炎（21.6%）、宫颈糜烂（20.1%）。

三、 影响因素分析

1. **工龄与月经异常、生殖系统疾病的相关性** 女性月经周期异常、月经量异常率随工龄的增长而呈上升趋势；痛经异常发生率随工龄的增长而呈下降趋势，年轻女性发生痛经较为普遍。

生殖系统疾病中乳腺增生、宫颈糜烂的患病人数随工龄的增长呈上升趋势，子宫附件炎的患病人数与工龄无相关性，见表 4-6-1 和表 4-6-2。

表 4-6-1 女性月经异常的发生率随工龄变化情况

工龄	调查人数	月经周期异常		月经量异常		痛经异常	
		人数	百分比	人数	百分比	人数	百分比
<1年	147	4	2.72	14	9.52	38	25.85
1～2年	284	6	2.11	52	18.31	64	22.54
3～4年	172	8	4.65	29	16.86	34	19.77
5～9年	354	25	7.06	78	22.03	68	19.21
≥10年	844	84	9.95	210	24.88	139	16.47
合计	1801	123	6.83	383	21.27	343	19.04
r_s值		0.102		0.102		0.116	
P值		<0.01		<0.01		<0.01	

表 4-6-2 女性生殖系统疾病患病率随工龄变化情况

工龄	调查人数	乳腺增生		子宫附件炎		宫颈糜烂	
		人数	百分比	人数	百分比	人数	百分比
<1年	147	4	2.72	13	8.84	7	4.76
1～2年	284	24	8.45	28	9.86	23	8.10
3～4年	172	24	13.95	16	9.30	20	11.63
5～9年	354	68	19.21	50	14.12	40	11.30
≥10年	844	205	24.29	107	12.68	109	12.91
合计	1801	325	18.05	214	11.88	199	11.05
r_s值		0.185		0.039		0.072	
P值		<0.01		>0.05		<0.01	

2. 不良工效学因素对月经异常、生殖系统疾病的影响分析 以月经是否异常为因变量，对影响其月经异常的从业情况及职业史等因素进行分析发现，安排工间休息、长时间站立、搬动重物、同时接触多种有害因素与女性月经异常情况相关；经常加班、快速重复单调动作与女性月经异常无统计学意义，见表4-6-3。

表 4-6-3 女性从业情况及职业史对月经异常影响的单因素分析

项目	月经异常（n=779）		月经正常（n=1022）		P值	OR值	95% CI
	人数	百分比	人数	百分比			
经常加班							
是	188	24.13	238	23.29	0.656	—	

续表

项目	月经异常（n=779）		月经正常（n=1022）		P值	OR值	95% CI
	人数	百分比	人数	百分比			
否	591	75.87	784	76.71		—	
安排工间休息							
是	398	51.09	577	56.46	0.027	0.810	0.671~0.976
否	381	48.91	445	43.54		1.000	
长时间站立							
是	250	32.09	278	27.20	0.022	1.269	1.035~1.556
否	529	67.91	744	72.80		1.000	
快速重复单调动作							
是	283	36.33	327	32.00	0.050	—	
否	496	63.67	695	68.00		—	
搬动重物							
是	270	34.66	298	29.16	0.012	1.293	1.059~1.579
否	509	65.34	724	70.84		1.000	
同时接触多种有害因素							
是	184	23.62	195	19.08	0.025	1.298	1.034~1.629
否	595	76.38	827	80.92		1.000	

从职业情况分析，经常加班、无工间休息、长时间站立、搬运重物、工作场所有害因素等与女性生殖系统疾病无相关性；快速重复单调的动作与女性生殖系统疾病存在相关性，见表4-6-4。

表4-6-4　职业情况对生殖系统疾病影响的单因素分析

项目	患有生殖系统疾病（n=772）		不患有生殖系统疾病（n=1029）		P值	OR值	95% CI
	人数	百分比	人数	百分比			
经常加班							
是	200	25.91	226	21.96	0.052	—	
否	572	74.09	803	78.04		—	
工间休息							
是	399	51.68	576	55.98	0.070	—	
否	373	48.32	453	44.02		—	

续表

项目	患有生殖系统疾病（n=772）		不患有生殖系统疾病（n=1029）		P 值	OR 值	95% CI
	人数	百分比	人数	百分比			
长时间站立							
是	217	28.11	311	30.22	0.329	—	
否	555	71.89	718	69.78		—	
快速单调动作							
是	284	36.79	326	31.68	0.024	1.255	1.031～1.528
否	488	63.21	703	68.32		1.000	
搬动重物							
是	248	32.12	320	31.10	0.643	—	
否	524	67.88	709	68.90		—	
同时接触多种有害因素							
是	175	22.67	204	19.83	0.143	—	
否	597	77.33	825	80.17		—	

四、讨论与建议

调查显示，制药行业女性中 43.3%存在月经异常现象。痛经的发生率随工龄的增长有所下降，月经量异常、月经周期异常随年龄的增长有增高趋势，说明不同年龄阶段的女性存在不同的生育健康问题，需要有针对性地采取干预措施。长时间站立、负重工作、接触有害因素的女性发生月经异常的危险性是非接触以上因素者的1.269 倍、1.293 倍、1.298 倍。以往研究也表明，女性长期立位作业时不仅可以引起下肢肌肉血管病变，还可引起子宫下垂、月经经量过多等；从事负重作业的女性容易发生月经不调、生殖器官移位、自然流产、死产等。因此，长时间站立、负重工作、接触多种有害因素的女性应是该行业职业健康保护的重点人群。

调查显示，有18.05%的女性患有乳腺增生，42.9%的女性患有一种或多种生殖系统疾病。居前 5 位的生殖系统疾病依次为乳腺增生、子宫附件炎、宫颈炎、阴道炎、盆腔炎。乳腺增生、生殖道感染是目前危害女性的妇科常见病。有妊娠史、流产史的女性，其生殖系统疾病患病率较高。此外，快速重复单调工作的女性患生殖系统疾病的危险性增加1.26倍。长时间不良体位或连续重复单调的操作易引起身心疲劳、精神焦虑或抑郁，一些与精神因素有关的症状有痛经、经期紊乱等。

因此，探究制药行业女性的生育健康现状及女性生育力有利于加强劳动保护，改善作业环境条件，降低劳动负荷，使作业条件符合人类工效学要求，并严格执行《女职工禁忌从事的劳动范围》，加强健康教育及健康促进，提高女性自身的法律意识、自我保护能力及职业防护意识，维护女性身心健康。

第七节　铁路行业女性生育健康状况调查分析

铁路行业女职工受到工作时间长、倒班、饮食不规律、卫生条件差、工作场所中多种有害因素的影响。每天接待不同的旅客，解决不同的问题，承受着繁重的工作压力；诸多因素使铁路行业女职工的生育健康状况相对较差，生殖系统疾病患病率高。本研究通过对铁路行业女性的生育健康状况进行问卷调查，分析影响生育健康的危险因素，发现重点人群，提出具有针对性的预防干预措施。

一、对象与方法

1. 采用整群抽样法，抽取某省铁路系统全体女性进行生育健康状况问卷调查。纳入标准：年龄18～55岁，在职1年以上，自愿参加。排除生理性或病理性闭经者，共纳入2017名研究对象。

2. 调查内容包括人口学特征、个人生活行为习惯、职业接触及生育健康状况。人口学特征如年龄、婚姻状况、文化程度及家庭收入等；生活行为习惯包括做家务劳动时间、体育锻炼与娱乐时长、吸烟、饮酒及染发等；职业接触包括工作岗位、日工作时长、轮班作业及接触有害因素等；生育健康状况包括妇科肿瘤家族史、乳腺增生、月经异常、流产史、不良妊娠史、妊娠合并症史、生殖系统疾病史等。

3. 统计分析方法与质量控制见第二章第一节。

二、基本结果

1. **基本信息**　被调查的铁路女职工的平均年龄为（38.4±9.8）岁；其中未婚 533 人（26.4%）、已婚 1320 人（65.4%）、离婚或丧偶 164 人（8.1%）；文化程度：初中及以下的 304 人（15.0%）、高中及大学专科的 1512 人（75.0%）、大学本科及以上的 201 人（10.0%）。

2. **生殖系统疾病分布**　有 41.8% 的女职工在近 3 个月内患有一种或多种生殖系统疾病，患病率从高到低依次为生殖道感染（22.91%）、乳腺增生（18.59%）、子宫肌瘤（12.30%）、卵巢疾病（0.94%）、恶性肿瘤（0.45%）。

3. **生育健康影响因素的单因素分析**　人口学特征分析，女性生育健康状况与年龄、婚姻状况、家庭人均年收入、每天做家务时长、每天体育锻炼和娱乐时长有关，见表 4-7-1。

表 4-7-1　女工生殖健康状况与人口学特征相关性分析

变量	人数	患病例数	患病率（%）	χ^2值	P值	变量	人数	患病例数	患病率（%）	χ^2值	P值
年龄（岁）				99.491	0.000	家庭人均年收入（万元）				14.028	0.003
≤25	267	54	20.22			<3	1 177	481	40.87		
26~35	388	122	31.44			3~5	531	232	43.69		
36~45	605	282	46.61			6~10	246	116	47.15		
>45	757	385	50.86			>10	63	14	22.22		
婚姻状况				82.906	0.000	日均做家务劳动时长（h）				11.422	0.001
未婚	533	135	25.33			≤2	1 695	681	40.18		
已婚	1 320	621	47.05			>2	322	162	50.31		
离婚或丧偶	164	87	53.05			日均体育锻炼与娱乐时长（h）				21.484	0.000
文化程度				1.203	0.548	<1	985	463	47.01		
初中及以下	304	135	44.41			≥1	1 032	380	36.82		
高中及大专	1 512	622	41.14			染发				81.187	0.004
本科及以上	201	86	42.79			否	1 891	775	40.98		
						是	126	68	53.97		

职业特征分析表明，女性生殖系统健康状况与工作岗位、轮班作业及工作场所中接触有害因素有关，见表 4-7-2。

表 4-7-2　女工生殖健康状况与职业因素相关性分析

变量	人数	患病例数	患病率（%）	χ^2 值	P 值	变量	人数	患病例数	患病率（%）	χ^2 值	P 值
工作岗位				18.592	0.000	轮班作业				12.673	0.000
机车组	672	311	46.28			否	1 266	491	38.78		
技术组	863	318	36.85			是	751	352	46.87		
后勤组	313	130	41.53			接触有毒有害因素				81.317	0.000
行政组	169	84	49.70			否	793	429	54.10		
						是	1 224	414	33.82		

女性生殖系统疾病与妇科肿瘤和乳腺增生家族史、流产史、不良妊娠结局史及患妊娠合并症有关，见表 4-7-3。

表 4-7-3　女性生育健康状况与生育情况相关性分析

变量	人数	患病例数	患病率（%）	χ^2 值	P 值	变量	人数	患病例数	患病率（%）	χ^2 值	P 值
妇科肿瘤家族史				12.874	0.000	流产史				211.05	0.000
否	1973	813	41.21			否	1429	451	31.56		
是	44	30	68.18			是	588	392	66.67	19.519	0.000
乳腺增生家族史				118.585	0.000	不良妊娠结局史					
否	1837	699	38.05			否	1919	781	40.70		
是	180	144	80.00			有	98	62	63.27		
月经异常				132.296	0.000	患妊娠合并症				51.541	0.000
否	1158	358	30.92			否	1745	675	38.68		
是	859	485	56.46			是	272	168	61.76		

4. 生育健康影响因素的多因素分析　将上述因素分析 $P < 0.05$ 的变量纳入多因素 Logistic 回归模型，采用二元 Logistic 回归分析进入法，结果提示年龄、日均体育锻炼与娱乐时长、接触有害因素、妇科肿瘤家族史、月经异常、流产史、孕期妊娠合并症是女性生育健康的独立影响因素，见表 4-7-4。

表 4-7-4　影响女性生育健康状况的多因素 Logistic 回归分析

变量	回归系数（β）	SE	Wald 值	P 值	OR 值	95% CI
年龄	0.261	0.069	14.449	0.000	1.298	1.135～1.484
婚姻状况	0.209	0.125	2.802	0.094	1.232	0.965～1.574
家庭人均年收入	−0.005	0.066	0.005	0.943	0.995	0.874～1.133
日均做家务时长	0.204	0.140	2.109	0.146	1.226	0.931～1.614
日均体育锻炼与娱乐时长	−0.326	0.105	9.683	0.002	0.722	0.588～0.886
工作岗位						
行政组（参考）			5.589	0.133		
机车组	−0.082	0.207	0.157	0.692	0.921	0.613～1.383
技术组	−0.272	0.196	1.915	0.166	0.762	0.518～1.120
后勤组	−0.392	0.223	3.103	0.078	0.675	0.436～1.045
轮班作业	0.153	0.116	1.754	0.185	1.166	0.929～1.462
接触有害因素	−0.522	0.108	23.247	0.000	0.593	0.480～0.734
妇科肿瘤家族史	0.820	0.373	4.829	0.028	2.271	1.093～4.721
月经异常	0.897	0.107	70.817	0.000	2.451	1.989～3.020
流产史	0.999	0.121	68.298	0.000	2.714	2.142～3.440
不良妊娠史	0.020	0.255	0.006	0.938	1.020	0.619～1.682
妊娠合并症	0.414	0.160	6.683	0.010	1.513	1.105～2.071
常数	−6.180	0.723	73.148	0.000	0.002	

5. 月经异常及影响因素分析　月经异常的发生率为 42.6%。主要表现为月经周期紊乱（38.4%）、经量减少（32.2%）和痛经（27.6%），月经持续时间变化占 19.3%，淤血占 13.2%，经量增多占 6.9%。

多因素分析结果显示，轮班作业和噪声暴露是铁路女职工月经异常的危险因素。在同样噪声暴露的情况下，轮班作业的女职工发生月经异常的风险是非轮班作业者的1.86倍；在同样轮班作业的情况下，噪声暴露女职工发生月经异常风险是非噪声暴露者的1.57倍。可见噪声暴露与轮班作业同时存在可增加月经异常的风险。

三、讨论

女性生殖系统疾病具有患病率高、就诊率低的特点，导致各种严重并发症和后遗症，同时可直接或间接地影响下一代的健康素质。

本调查显示，铁路行业女性的生殖系统疾病患病率为41.8%。多因素回归分析提示，年龄、体育锻炼、接触有害因素、轮班作业、妇科疾病家族史、流产史等是主要影响因素。

调查显示，女性年龄越大、生殖系统疾病的患病率越高。45岁以上女性处于围绝经期，卵巢功能逐渐衰退，激素水平逐渐降低，易患生殖系统疾病。工作场所中接触有害因素对女性生殖系统健康及子代发育都有影响；多次流产增加女性生殖系统疾病的发病风险。

铁路行业女性乘务人员的生育健康状况应引起相关部门的重视，将女性生育健康职业保护作为企业发展战略，加强生育健康知识宣传与培训，定期开展妇科检查，改善工作环境，提高女性生育健康水平。

第八节　金融行业女性生育健康及影响因素调查分析

近年来，金融行业女职工过高的工作压力及相关的健康问题逐渐被关注。本调查对以银行女职员为主的金融行业女职工健康状况进行了回顾性综述，以了解金融行业女职工生殖健康状况、工作场所存在的有害因素等，为金融行业女职工健康相关的研究提供参考，并为女职工的劳动保障提供参考和支持。

一、金融行业女职工的职业现状及职业危害

金融行业女职工数量众多，其中银行女职员在工作中可能接触各种物理、化学和生物性等有害因素，并且工作压力大、久坐不动，需要对其加强保护。

银行女职员通常处在相对密闭的环境中，每天面对不同的客户，需要集中注意力、全身心投入来完成工作，容易产生疲惫和倦怠。另外，金融行业的职员在工作过程中可能接触多种影响健康的因素，具体如下。

1. 化学因素　钱币印刷过程使用油墨，油墨的化学成分主要为颜料、石油溶剂、合成树脂、矿物油、助剂等，油墨中矿物油、石油溶剂、助剂等可能会含有烃类的有机挥发物，如甲苯、二甲苯、正己烷、环己烷等，钱币发行后可能有微量残留，银行职员每天长时间接触钱币时会产生健康效应，应加强个人防护。

2. 物理因素

（1）视屏作业：长期视屏作业会对视力产生影响，导致眼睛干涩或视物模糊等；同时易致倦怠，影响个人状态和工作效率。

（2）紫外线及荧光：紫外线可引发电光性眼炎。验钞荧光检测时利用紫外线对人民币的纸质进行检测，真币是用专用纸张制造的，而假币通常用漂白处理后的普通纸制成，漂白后的纸张在紫外线波长为 365mm 的蓝光照射下出现荧光反应，真币则没有荧光反应。

（3）狭小空间：长时间在相对封闭的狭小空间环境中工作，易出现头晕、恶心、胸闷、心悸等症状。

3. 生物性因素　钱币上存在大量的细菌、病毒及其他微生物，有研究者从纸币中检测到大量的大肠杆菌、金黄色葡萄球菌和酵母菌等微生物，给接触者带来潜在的健康隐患。有调查显示，银行职员的 EB 病毒感染率高于其他职业。

4. 工效学因素及其他　长时间久坐不动是该行业的主要特点，工作人员易引发肌肉、骨骼损伤和痔疮等。另外，由于工作中需要专注、避免出差错，工作人员容易引起神经衰弱等。过度疲劳是该行业女性的另一个主要特点。过度疲劳引发负面情绪，影响机体免疫力，易患感染性疾病。妊娠期女性压力过大可引发妊娠并发症、流产，从而影响子代的认知和行为发育。

二、　金融行业职工共有的健康问题

1. 金融行业职工常见的健康问题有脂肪肝、高血脂、高血压、高血糖、高尿酸、腱鞘炎、干眼症、神经衰弱、睡眠障碍等。

2. 金融行业职工的动脉粥样硬化的发生率较高，柜台工作人员的发生率高于管理人员，这可能与久坐不动、压力过高有关。

3. 金融行业职工常患有其他疾病，如慢性咽炎、肝肾囊肿、胆囊疾病。而验钞女职工的电光性眼炎发生率和流产率均升高，工作中易倦怠。

4. 金融行业职工的心理症状阳性率较高，与压力相关。心理状态与思维方式、工作表现及处理事情的能力有关，压力引发负面心理状态，负面心理影响工作效率。

三、 金融行业女职工的生育健康问题

1. **妇科疾病** 金融行业女职工的妇科疾病患病率高。调查显示，某金融行业女职工的妇科疾病发生率为 55.5%，主要是宫颈炎、阴道炎、子宫肌瘤、附件炎及乳腺增生等。以往有更高的报道，妇科疾病的患病率为 73.7%，乳腺疾病的患病率为 37.8%，宫颈炎的患病率为 25.8%，阴道炎的患病率为 20.6%，乳腺检查的异常率为 72.1%，包括乳腺小叶增生、乳腺纤维腺瘤、乳腺囊肿和乳腺癌。

妇科疾病患病率与不良工效学的久坐不动、视屏作业缺乏身体活动、工作负荷大而过度紧张、经常加班、工作时间过长等工作模式有关。接触不良工效学因素、工作负荷高、经常加班的女职工的妇科疾病患病率高达 60%。

2. **月经异常** 本调查中金融行业女职工月经异常率为 51.3，不良工效学、视屏作业、工作负荷大、经常加班等不良工作模式，以及接触有害因素的女职工发生月经异常的比例较高，见表 4-8-1。

表 4-8-1　金融行业女职工月经异常的职业影响因素分析

变量		人数	月经异常人数	异常率（%）	χ^2 值	P 值
行业					109.290	<0.001
金融		1447	743	51.3		
工作模式						
轮班	是	879	466	53.0	2.172	0.141
	否	1547	772	49.9		
不良工效学	是	1873	995	53.1	14.402	<0.001
	否	553	243	43.9		
视屏作业	是	726	398	54.8	5.957	0.015
	否	1700	840	49.4		
工作负荷大	是	1054	633	60.1	60.765	<0.001
	否	1272	605	44.1		
流动性大	是	154	79	51.3	0.005	0.945
	否	2272	1159	51.0		
经常加班	是	1019	585	57.4	28.608	<0.001
	否	1407	653	46.4		
有害因素					9.428	0.002
接触		910	501	55.1		
不接触		1516	737	48.6		

3. 不孕及影响因素 有正常性生活并且未采取避孕措施的1874名女职工，有 425 人未在 1 年内受孕，1 年受孕率为 77.3%。轮班工作模式、工作负荷大的女职工不孕率高于其他工作模式者，接触有害因素的女职工不孕率为 31.3%，高于未接触有害因素者，见表 4-8-2。

表 4-8-2 金融行业女职工不孕的职业因素分析

变量	人数	不孕人数	不孕率（%）	χ^2值	P 值
行业				10.577	0.005
金融	1173	248	21.1		
工作模式					
轮班	642	174	27.1	10.900	0.001
不良工效学	1456	349	24.0	6.204	0.013
视屏作业	570	141	24.7	1.979	0.160
工作负荷大	793	204	25.7	7.275	0.007
流动性大	125	31	24.8	0.344	0.558
经常加班	783	184	23.5	0.516	0.472
接触有害因素	687	215	31.3	45.924	<0.001

4. 多因素分析 以不孕为因变量（是=1、否=0），以行业、文化程度、收入水平、轮班作业、工作负荷、加班、不良工效学、视屏作业、流动性、接触有害因素、不良行为习惯、妇科疾病、月经异常为自变量而进行多因素 Logistic 回归分析。结果显示，文化程度、不良工效学因素、接触有害因素、月经异常为金融行业女职工高不孕率的影响因素，见表 4-8-3。

表 4-8-3 金融行业女职工不孕的多因素 Logistic 回归分析

影响因素	β 值	SE	χ^2值	P 值	OR 值（95% CI）
文化程度	0.211	0.079	7.079	0.008	1.234（1.057~1.441）
不良工效学因素	0.287	0.144	3.994	0.046	1.332（1.006~1.765）
接触有害因素	0.771	0.114	45.982	<0.001	2.163（1.731~2.703）
月经异常	0.327	0.114	8.229	0.004	1.387（1.109~1.735）

四、 生育健康问题分析

1. 金融行业女职工生育健康问题较严重 妇科疾病、月经异常是困扰女性的主要生育健康问题。女职工妇科疾病患病率 55.5%，月经异常率高达 51.3%，高于其他行业。

提高健康素养是提升女职工健康水平的基本保证，女职工应学习和掌握职业健康保护知识，不断增强健康意识，参加健康检查，做好健康管理。

2. 金融行业女职工的不孕率较高　影响金融行业女职工不孕的因素有不良工效学因素、接触有害因素、工作压力过高等，但还需要进一步开展深入研究。

分析其原因，一方面金融行业女职工面临激烈竞争、长时间工作、工作压力大等问题，高强度工作易使女职工疲劳与倦怠，导致其内分泌紊乱而影响受孕；另一方面接触多种职业相关因素，如电磁辐射、接触以纸币为媒介的微生物，影响育龄期女职工的生育健康。

3. 职业性有害因素给女职工生育健康带来不良影响　本调查中有 37.5% 的女职工接触有害因素。接触有害因素的女职工妇科疾病患病率、月经异常率、不孕率高于不接触有害因素者。用人单位应改善工作环境，减少工作场所有害因素浓度和强度，使其符合职业卫生标准，同时合理安排工作时间与休息时间，减少女职工接触有害因素的机会。

4. 职业模式是影响生育健康的重要因素　该行业女职工不良工作模式主要有经常上夜班、轮班、搬运重物、长时间坐位/站立、视屏作业、工作负荷大、经常加班、流动性大等。

存在不良工效学因素、工作负荷大的女职工，妇科疾病的患病率、月经异常率均较高。工作中长时间站立的女职工，生育健康检查异常率和月经异常率均较高；工作负荷大是月经异常等生育健康问题的影响因素。女职工长期处于压力负荷状态会扰乱自身下丘脑-垂体-性腺轴的平衡，造成内分泌系统紊乱，从而出现经量增多、痛经、周期紊乱等月经异常的症状。负重劳动可引起女性腹压、盆腔压力增高，造成盆腔血流不畅、淤血等，容易使女性患妇科炎症和子宫肌瘤。

存在不良工效学因素、工作负荷大的女职工，不孕率较高。研究也发现，工作中长时间坐位的女职工，不孕率高。

五、建议

1. 加强女职工健康教育　使女职工意识到定时变换工作体位对健康是有

益的;另外,加强合理的工效学设计和安排势在必行。创造良好的工作模式不仅有利于提高工作效率,还对保护女职工的生育健康有积极的促进作用。

2. 加强女职工情绪和压力管理培训 现代金融业务竞争非常激烈,金融行业面临着巨大的工作压力,工作压力使人产生情绪耗竭,而情绪耗竭不仅会影响人的身心健康,也会让组织绩效和家庭氛围受到影响。如何缓解职业压力,减少心理负担,需要有良好的制度来保障,金融行业管理者不仅要强化业务上的管理,更要进行人员的心理疏导和情绪管理训练。

3. 加强女职工劳动防护 钱币上的细菌、真菌、病毒等可以导致感染性疾病。对于接触钱币的工作岗位,工作人员应佩戴手套加以防护,防止细菌、真菌、病毒等感染。支原体感染可引起呼吸道疾病,在人群密度高的地区还可引起暴发流行,应佩戴口罩加强防护,防止飞沫传播。

对于接触紫外线的岗位,工作人员可以佩戴护目镜,并尽量增加操作时间间隔,这样也能避免伤害的发生。

4. 定期体检 金融行业女职工除注意个人卫生外,定期健康检查是发现妇科疾病的良好途径,早发现、早治疗、早预防,减少疾病带来的痛苦及经济负担。妇科疾病与其他基础疾病相比,也能带来精神上的压力。做好健康管理有利于保持愉悦的心情,在和谐愉快的环境中工作也至关重要。

5. 运动与饮食调节 针对因工效学及物理因素引起的一些常见病和身体不适,可以适当改变作息规律,适当增加身体活动,养成良好习惯。

对于心血管系统疾病,应在专业人员指导下通过饮食调控、药物控制等干预手段加以控制,以控制危险因素和疾病进展。健康问题的形成原因多与不良行为和生活方式有关,保持正常的作息时间,养成良好的生活习惯,也能减少心血管疾病的发生和发展。

加强健康教育,开展生活方式干预及心理干预是促进女职工健康水平的有力措施,企业应定期组织女职工进行健康检查,做到早发现、早治疗、早预防,提高工作满意度和幸福感,并提高工作效率。

第九节 女性教育工作者生育健康及影响因素调查分析

教育工作者是实施科教兴国战略的重要推动力量。女性教育工作者(以下简称女教师）在教师人群中占有较高比例，同时她们承担着工作、生活双重压力，以及孕育子代的特殊角色，生育健康问题更应受到高度重视。本节通过调查研究分析女教师的职业模式和行为方式，探讨女教师的生育健康问题及解决途径，促进女教师的身心健康。

一、对象与方法

本调查选取北京、山东、广西、湖北等地女教师 4535 名，年龄为 18～60 岁，涵盖学前教育、义务教育、特殊教育、高中阶段教育、高等教育、成人培训等各教育阶段的在职教师。

采用统一编制的问卷，通过在线和纸质问卷等方式进行调查。问卷内容包括基本情况、职业史和职业状况、生殖和生育情况 3 个方面，共 23 个问题（含 13 个子问题）。

数据处理与统计分析、质量控制参见第二章第一节。

二、生育健康现况

1. 妇科疾病　应答的 4414 名女教师中，近 3 个月内曾经患有妇科疾病或出现相关症状者 2008 名，占 45.5%。其中乳腺增生居首位（22.7%），其次分别为阴道炎（13.9%）、白带增多（11.2%）、子宫肌瘤（8.9%）、外阴瘙痒（8.6%）、子宫附件炎（5.7%）、卵巢疾病（2.2%）。按发病年龄分析，36～45 岁组妇科疾病患病率最高，为 53.9%；最低的是 ≤25 岁组（21.0%），见表 4-9-1。

表 4-9-1　不同年龄组教师妇科疾病和月经异常情况

年龄（岁）	人数	妇科疾病				月经异常			
		例数	患病率（%）	χ^2 值	P 值	例数	发生率（%）	χ^2 值	P 值
≤25	342	72	21.0			154	45.0		
26～35	1 408	566	40.2			577	41.0		
36～45	1 719	926	53.9			793	46.1		
46～65	945	444	47.0	147.777	<0.001	459	48.6	14.947	0.002
不详	121	—	—			—	—		
合计	4535	2008	45.5			1983	45.1		

2. **月经异常**　应答人数 4399 名，月经异常 1983 名（45.1%）。主要表现为月经周期紊乱、痛经、经期变化、经量变化。经期和经量异常多发生于 46～65 岁年龄组（48.6%），痛经主要发生于 30 岁以内的年轻女性，其余年龄组的月经异常率也居高不下，为 41.0%～46.1%，见表 4-9-1。

3. **流产情况**　在 4426 名调查对象中，有流产史的女教师 1793 名，占 40.5%；不详者 109 名，未填写流产次数的 261 名。在 1532 名曾有流产史的女教师中，流产 1 次者为 50.5%，流产 2 次和 3 次及以上者分别为 34.0% 和 15.5%。人工流产比例为 83.6%，自然流产比例为 13.6%。

4. **受孕情况**　在应答的 2930 名已婚女教师中，1 年内受孕的为 2183 名，占 74.5%；1 年不孕率为 25.5%；1～2 年受孕的为 326 名，占 11.1%；2～3 年受孕的为 99 名，占 3.4%；3 年以上受孕的为 125 名，占 4.3%；197 名一直未孕，占 6.7%。

5. **不良妊娠结局**　应答的 3537 名女教师中，254 名教师有过不良妊娠结局（占 7.2%）。不良妊娠结局发生率从高至低依次为早产（1.9%）、过期产（1.4%）、死胎（1.0%）、死产（0.7%）、难产（0.6%）、肢体缺陷（0.2%）、新生儿智力缺陷（0.2%）、出生后听力缺陷（0.1%）。

6. **生育情况**　有生育史的女教师 3671 名（81.0%），未生育者为 768 名（16.9%），无应答者为 96 名（2.1%）。已生育的女教师中生育 1 个子女的比例占 91.8%，生育 2 个子女及以上的占 8.2%。59.5% 的女教师分娩方式为顺产，40.5% 的为剖宫产，其中有 6.3% 的女教师自行要求剖宫产。

7. **职业模式对女教师生育健康的影响**　经常加班、工作负荷大、长时间站立等不良工作形式对女教师流产率的影响差异存在统计学意义，但对不孕率的影响无统计学意义。长期熬夜、吸烟、饮酒等不良行为习惯对女教师流产率的影响存在统计学意义，见表 4-9-2。

表 4-9-2　工作形式及不良行为习惯对女教师不孕和流产的影响

影响因素	不孕			流产		
	应答人数	不孕人数	不孕率（%）	应答人数	流产人数	流产率（%）
经常加班	518	90	17.4	876	361	41.2
工作负荷大	761	157	20.6	1221	555	45.5
视屏作业	272	49	18.0	432	208	48.1

续表

影响因素	不孕			流产		
	应答人数	不孕人数	不孕率（%）	应答人数	流产人数	流产率（%）
长时间站立	1610	297	18.4	2576	1052	40.8
χ^2值		2.602			14.092	
P值		0.457			0.003	
经常熬夜	572	14	26.0	988	445	45.0
饮酒	50	11	22.0	87	34	39.1
吸烟		9			13	
χ^2值	27	4.799	33.3	45	21.162	28.9
P值		0.187			0.000	

三、 讨论与建议

1. 妇科疾病和多次流产影响生育力　女教师患有妇科疾病或相关症状者占45.5%，虽然教师的经济收入和医疗卫生服务水平得到提高，但女教师的生育健康问题仍然比较突出。

由于社会竞争加剧，就业压力增大、就业环境恶化，职业女性的不孕不育发生率呈现上升趋势。据文献报道，受教育程度越高，无子女家庭的比率越高，如高技术人员、教师、行政管理人员的无子女家庭比率较高。不良行为习惯和不良职业模式对不孕不育的影响较大。

人工流产是避孕失败和终止非意愿妊娠的补救措施，多次流产对女性生理和心理健康造成损害，是女性不孕不育的一个重要因素。据文献报道，北京市高校女教师的流产率达66.8%，结果表明，受教育水平越高的女性，其生育愿望越低，而且对生育时间的控制有更高的要求，生育愿望低和意外妊娠之间存在差距，导致女教师流产率高。女教师的多次流产率较高，说明女教师对避孕方法的知晓率低，应加强对避孕相关知识的健康教育。反复流产不仅影响工作和身体健康，还可引发焦虑、抑郁情绪及术后出血、生殖道感染等病症，危害女性的生育健康和生育能力。应加强避孕知识的宣传教育，减少意外妊娠和流产。

另外，女教师的剖宫产比例较高，可能与教师体力劳动和身体活动较少有关，同时女教师对自然分娩的认识不足，应加强宣传教育，减少剖宫产率。

2. 政府、学校和社会共同关注女教师的健康　加强女教师公共卫生服务的范围与质量，增加女性生育健康的免费检查项目，研发、推广女性生育健康新技术、新方法，提高早发现、早诊断、早治疗的能力。教育管理部门和学校应重视女教师的生育健康问题，如改进教学环境与条件，减轻女教师的工作压力，避免长时间站立、工作负荷大、过度竞争等问题。

教师队伍的素质关系到全民素质的提升，全社会应支持和理解女教师的奉献，因此应加强有针对性的科普宣传教育；同时提高女教师的健康素养，让女教师懂得自我调节和自我健康管理，养成健康的生活方式和行为习惯，避免不良行为和工作方式对自身健康造成的损害。

第十节　餐饮行业女性生育健康现况调查分析

餐饮行业是女性流动比较集中的行业之一，工作时间长、工作强度大并以站立为主，职业过程中的不良因素等均使女性的生育健康问题逐步凸显。生育力是指女性产生卵母细胞、受精并孕育胎儿的能力。不孕和不育是反映生育力的重要指标，抗米勒管激素（AMH）检测是评估女性生育力的指标之一。本研究从餐饮行业女性的生育健康、生育意愿、生育力入手，了解餐饮行业女性生育意愿及生育力，为女职工保护的相关法规制度研究提供参考。

一、对象与方法

1. 采用方便整群抽样原则，选取某地配合程度较高、经营时间较长的餐饮企业 20 家，且选取年龄为 18～59 岁，从事本岗位工作 1 年以上的人员进行调查，共发放问卷 356 份，回收有效问卷 336 份，有效率为 94.4%。提取已婚、同居≥1 年的有生育愿望且具有正常性生活而未采取任何避孕措施的调查问卷进行不孕相关情况分析，共提取 229 份。通过血液 AMH 检测分析卵巢储备功能，312 人血液样品合格。调查过程经由项目牵头单位伦理审查委员会审查批准。

2. 采用项目牵头单位统一编制的女职工生育健康调查问卷进行调查。由经过统一培训的调查员开展调查，调查方式为纸质问卷答题。

二、结果

1. 社会人口学特征　抽取餐饮行业的 336 名女职工，年龄为 18～59 岁，平均年龄为（36.5±10.8）岁；已婚女性占 73.2%；文化程度为初中及以下的女职工占 42.9%；餐饮业女职工流动性较大，平均工龄为 1～5 年的占 61.9%；人均年收入多为 3 万～6 万元，约占 50.6%，见表 4-10-1。

表 4-10-1　2020 年某地餐饮行业女性人口学特征

人口学特征		人数	构成比（%）	人口学特征		人数	构成比（%）
年龄（岁）	18～29	102	30.3	工龄（年）	1～5	208	61.9
	30～39	94	28.0		6～10	80	23.8
	40～49	94	28.0		11～15	32	9.5
	50～59	46	13.7		16～20	13	3.9
学历	初中及以下	143	42.9		>20	3	0.9
	高中或中专	92	28.9	年收入（万元/人）	<1	33	9.8
	大学专科	70	19.0		1～3	90	26.8
	大学本科及以上	31	9.2		3～6	170	50.6
婚姻状况	未婚	78	23.2		>6	43	12.8
	已婚	246	73.2				
	丧偶	12	3.6				

2. 工作形式与状态分布　餐饮行业女职工在工作中长时间站立者占 50.9%，长时间走动者占 19.9%，经常加班者占 44.3%，工作负荷大者占 12.5%。

3. 生育意愿　有生育意愿的占 83.0%，其中希望生育 1 个孩子的占 42.3%，希望生育 2 个孩子的占 56.6%，希望生育多个孩子的仅占 1.1%；顺其自然的占 9.5%；不想生育孩子的占 7.4%。不想生育的原因主要为经济压力大，占 52.0%。

4. 生育状况　已婚且有生育意愿并且未采取避孕措施者 229 人，1 年及以上不孕者58人，1年不孕率为25.3%，年收入、工作负荷大对餐饮行业女性不孕率差异有统计学意义；有流产史者97人，流产发生率为28.9%，其中自然流产占15.5%，人工流产占84.5%，年龄、学历、长时间站立、经常加班、工作负荷大对餐饮行业女性的流产发生率有统计学意义。在AMH检测的312人中，异常者为83人，异常率为26.6%，年龄、学历对餐饮行业女性AMH检测异常率有统计学意义。

5. **不孕及有流产史女性AMH值分析**　在有生育意愿且未采取避孕措施的229人中，AMH检测219人，55人存在1年及以上不孕，作为不孕组，AMH值为（1.68±2.34）ng/ml，与对照组差异无统计学意义；在AMH检测的312人中，92人有流产史，作为流产组，AMH值为（1.65±1.94）ng/ml，低于对照组AMH值，两组差异有统计学意义，见表4-10-2。

表 4-10-2　不孕及有流产史女性 AMH 值分析

组别	人数	AMH 值（ng/ml）	组别	人数	AMH 值（ng/ml）
不孕组	55	1.68±2.34	流产组	92	1.65±1.94
对照组	164	1.76±2.36	对照组	220	2.48±2.77
t 值		0.224	t 值		3.029
P 值		0.217	P 值		0.003

三、讨论

调查发现，十多个行业的女性1年受孕率均值为74%～76%，3年以上未受孕率者占10.9%。餐饮行业女性1年受孕率为74.7%，基本处于均值水平。经济收入和工作负荷大与餐饮行业女性受孕率存在相关性，提示企业应适当减轻生育期女性的工作负荷，改善工作环境，促进生育健康及生育力。

餐饮行业女性有流产史者占28.9%，其中自然流产率为4.5%，人工流产率为24.4%。总体来说，学历低的女性流产率高，可能与缺乏正确的避孕知识、自我保护意识和能力差、非意愿妊娠概率高有关。长时间站立、经常加班、工作负荷大与餐饮行业女性的流产率存在相关性，提示不良工作形式对女性的流产率造成一定的影响。

AMH 是反映女性生育力与卵巢储备功能的指标之一，具有特异性高、客观性好且不受月经周期影响的特征，并与年龄相关。调查显示，年龄越大，AMH 异常率越高；学历越低，AMH 异常率越高。分析原因可能与年龄大的女性相对学历偏低，其中初中及以下学历者中，40 岁以上女职工占64.7%。有流产史的女性，其 AMH 值低于无流产史女性，提示流产可能损害卵巢功能，使女性卵巢储备功能下降，从而导致 AMH 水平降低，进而影响生育力。

综上所述，餐饮行业女性工作不稳定，工作时间长，工作强度大且收入较低，很大程度上影响到女职工的生育意愿和生育行为，从而导致生育力降低。用人单位应改善工作环境，加强女职工劳动保护，尤其是减轻月经期、孕期、哺乳期的工作负荷，定期开展妇科体检，建立人性化管理制度，疏导和排解工作压力。该行业女性因文化程度较低，自我保健意识与能力差，应加强宣传教育和专业培训，引导女职工学习健康相关知识，提升健康素养。

同时，用人单位应加强对女性生育健康及人体工效学方面的健康教育，合理安排工作和休息时间，减少加班时间，尤其减少孕期的劳动量和劳动时间。

第十一节　从事道路清扫工作女性生育健康
与影响因素调查分析

环卫工人是我国流动工人群体的一个重要组成部分，并以女性居多。环卫女职工是弱势群体中的一个。她们为城市环境卫生做出贡献的同时，在工作环境中却可能遭受多种有害因素的伤害。环卫女职工在职业活动中不仅长期暴露于空气污染物（二氧化硫、氮氧化物等）、粉尘、交通噪声、紫外线、高（低）温及异常气候条件中，还面临交通安全风险。然而，工作强度大、工作时间不规律等问题也对环卫女职工的身心健康造成不利影响。以北京市和乌鲁木齐市环卫女职工为研究对象开展问卷调查，分析环卫女职工的生育健康及影响因素，供有关部门参考。

一、对象与方法

1. 对象　采取整群抽样方法，对北京市和乌鲁木齐市从事道路清扫的环卫女职工开展调查。调查对象的纳入条件：①在职从事道路清扫满 1 年及以上的女性；②年龄为 18～60 岁；③愿意参与调查。

2. 方法　使用统一编制的"环卫女工健康调查问卷"；采用自填式问卷，由女职工本人独立完成。问卷内容包括基本情况、职业相关情况、生育健康状况、劳动保护和权益等。本次调查共回收问卷 8327 份，其中北京市 6864 份，乌鲁木齐市 1463 份。

3. 判断标准　见第二章第二节。

二、结果

1. 基本情况　调查对象的年龄，北京市平均为 43.4 岁，乌鲁木齐市平均为 46 岁；已婚占 92.2%；文化程度较低，初中及以下的约占 62%，高中及以上的占 22.4%；个人年收入 3 万元以下的占 72.2%，人均可支配年收入少于 1.5 万的约占 63%，50.0% 的环卫女职工收入水平在 1 万～3 万元/年；北京市的环卫女职工以跨省流动为主，占 64%，乌鲁木齐市的环卫女职工以省市流动为主。

2. 工作模式　从事环卫工作年限≥5 年的占 57.1%，大多数环卫女职工每天工作时长在 8 小时以内，超过 8 小时的仅占 14.5%，上夜班的约占 17.0%，自觉工作强度较大或很大的占 46.9%，工作压力较大或很大的占 36.7%。

3. 月经异常情况　环卫女职工月经异常率约占 29%，主要表现为周期改变（缩短或延长）、经期改变（缩短或延长）、经量改变（增多或减少）、淤血和痛经。环卫女职工痛经发生率较高（占 28.4%），明显高于其他行业；其次是月经量减少的占 27.6%，月经周期缩短的占 26%。

其他生殖系统问题，如有流产史的占 35.8%，尤其北京市顺义区的女性流产率高达 48.9%；妊娠特有疾病的患病率为 10.5%，不良妊娠结局的患病率为

8.3%，子宫肌瘤的患病率为 9.0%，还有生殖道感染性疾病，如宫颈炎、子宫附件炎、阴道炎等。

工龄长、工作压力大和对工作满意度低是月经异常的影响因素。

4. 生育情况及影响因素　环卫女职工 1 年不孕率约为 26%。学历和经济收入与不孕率存在相关性，低收入组的不孕率高于高收入组；年龄、工龄、月经异常、妇科疾病等与不孕率无相关性。

多因素回归分析显示，经济收入越低，不孕风险越高，较高收入的环卫女工不孕率低，可能与其生活方式、压力应对方式等社会心理因素有关。

5. 职业伤害　是环卫女职工的另一个健康损害，伤害率为 8.0%，有些特殊岗位女性多次反复受伤。其中中暑占 4.5%，交通机动车伤害占 4.2%，跌倒/坠落占 2.9%，非机动车伤害占 2.4%，冻伤占 2.0%，动物伤占 1.6%等，受伤部位依次为下肢、上肢和头部，分别占 1.2%、1.1% 和 1.0%，身体多部位受伤占 1.5%。

三、 讨论与建议

环卫女职工的平均月经异常率水平低于其他行业女性，但痛经发生率（28.4%）高于其他行业女性（约占 10%）。可能与室外工作环境条件恶劣，存在噪声、粉尘等有害因素，交通不安全因素，工作强度大，工作时间过早，工作中处理垃圾、污物可能潜存生物因素的影响有关。

另外，环卫女职工的工作环境中存在较多的负面社会心理问题，对女性经期疼痛产生不良影响，如职业层次较低，得不到社会的尊重和理解等。

随着中国经济的快速发展和社会文明的进步，环卫女职工的工作条件和社会地位已经得到大大提高，但仍然存在一些问题。城市生活离不开环卫女职工的付出，她们为净化美化环境做出了贡献，应该得到更多的尊重和理解，需要进一步提高全社会对环卫女职工的关心和关爱，提高她们的社会地位与经济收入。因此应加大对环卫女职工权益保障的投入，扩大社会保险覆盖面，努力使社会保险覆盖所有环卫女职工，让社会底层劳动者享受到社会保障改革的体制福利。

同时，应对环卫女职工加强生育健康知识的普及，呼吁广大环卫女职工注意个人卫生，定期做妇科及相关的健康检查，预防生殖系统疾病和职业相关的疾病的发生。探索更为合理的倒班工作制度，以保证环卫女职工的健康，提高工作效率，减少工伤事故，改善生活质量。

第十二节　纺织行业女职工生殖健康状况及影响因素调查分析

纺织业属于劳动密集型行业，一线工人大多为女职工，生产环境中存在着多种职业性有害因素，对纺织女职工的身体、心理、精神健康造成损害。本研究旨在了解纺织行业女职工接触有害因素对生殖健康的影响，为女性职业健康保护和生育健康保护提供参考。

一、研究对象与方法

1. 调查对象　采用整群抽样的方法，对某纺织企业全体女职工进行生殖健康状况问卷调查。该企业女职工共 691 名，回收有效问卷 592 份，问卷有效回收率为 85.67%。

2. 调查方法　采用统一编制的"女工生殖健康调查问卷"，由经过统一培训的调查员说明调查目的及填写要求，调查对象通过扫描二维码填写问卷。问卷内容包括基本情况、职业情况、生殖健康状况等。

3. 数据整理分析与质量控制　见第二章第一节。

二、结果

1. 基本情况　共调查 17～53 岁的纺织女职工 592 人，平均年龄为（40.74±6.76）岁，以 36～45 岁人数较多，占 49.66%；已婚的女职工占 91.89%。文化程度：初中及以下的占 70.44%；个人年收入<3 万元的占 77.70%，见表4-12-1。

表 4-12-1 某纺织行业女职工的基本情况

基本情况	分组	人数	构成比（%）
年龄（岁）	≤35	135	22.80
	36~45	294	49.66
	>45	163	27.53
民族	汉族	168	28.38
	壮族	398	67.23
	其他	26	4.39
婚姻状况	未婚	28	4.73
	已婚	544	91.89
	失偶	10	1.69
	不详	10	1.69
文化程度	初中及以下	417	70.44
	高中或中专	118	19.93
	大专及以上	57	9.63
个人年收入（元）	<3万	460	77.70
	3万~6万	101	17.06
	>6万	14	2.36
	无收入	17	2.87

2. 职业情况 该企业 57.26%的女职工工龄≤10 年；46.62%的女职工每日工作时间 8~12 小时；工作形式以夜间轮班为主（57.09%）；工作体位多为长时间走动，占 58.45%；61.49%的女职工需要搬运重物；17.40%的女职工接触有害因素，其中接触单一有害因素的占 5.74%，同时接触多种有害因素的占 10.64%，见表 4-12-2。

表 4-12-2 某纺织行业女职工的职业情况

职业情况	分组	人数	构成比（%）
工龄	≤10 年	339	57.26
	>10 年	251	42.40
	缺失	2	0.34
日平均工作时间	≤8 小时	196	33.11
	8~12 小时	276	46.62
	>12 小时	120	20.27

续表

职业情况	分组	人数	构成比（%）
工作形式	白班	190	32.09
	白班轮班	37	6.25
	夜间轮班	338	57.09
	其他	27	4.56
工作体位	长时间站立	134	22.64
	长时间坐姿	38	6.42
	长时间走动	346	58.45
	可随意调整	27	4.56
	不确定姿势	47	7.94
每天搬运重物	需要	364	61.49
	不需要	228	38.51
接触有害因素	是	103	17.40
	否	284	47.97
	不清楚	205	34.63

3. 月经异常与生殖道感染情况　近 6 个月月经异常人数 119 人，占 20.10%，其中月经周期紊乱占8.28%，其次分别为月经量减少（7.60%）和持续时间变化（6.76%）。近 6 个月生殖道感染的女职工有 156 人，占 26.35%，以阴道炎为主（占 12.50%），其次分别为宫颈炎（5.07%）和白带异常（4.90%），见表 4-12-3。

表 4-12-3　某纺织行业女职工的月经异常与生殖道感染情况

月经异常与生殖道感染情况	分组	人数	患病率（%）
近 6 个月的月经异常	周期紊乱	49	8.28
	经量增多	12	2.03
	经量减少	45	7.60
	淤血	8	1.35
	痛经	20	3.38
	持续时间变化	40	6.76
近 6 个月的生殖道感染	宫颈炎	30	5.07
	盆腔炎	21	3.55

续表

月经异常与生殖道感染情况	分组	人数	患病率（%）
	子宫附件炎	4	0.68
	阴道炎	74	12.50
	性传播疾病	0	0.00
	外阴瘙痒	27	4.56
	白带异常	29	4.90

4. 单因素分析　纺织行业女职工近6个月生殖道感染与搬运重物、接触有害因素、接触噪声、流产史、曾患妊娠特有疾病、月经异常有关，见表4-12-4。

表 4-12-4　影响纺织行业女职工生殖道感染的单因素分析

变量	人数	生殖道感染人数（%）	χ^2值	P值	变量	人数	生殖道感染人数（%）	χ^2值	P值
年龄			0.433	0.805	个人收入（万元）			3.231	0.348
≤35	135	34（25.19）			<3	460	124（26.96）		
36~45	294	81（27.55）			3~6	101	28（27.72）		
>45	163	41（25.15）			>6	14	1（7.14）		
民族					无收入	17	3（17.65）		
汉族	168	46（27.38）	3.090	0.213	工龄			1.477	0.429
壮族	398	107（26.88）			≤10年	339	84（24.78）		
其他	26	3（11.54）			>10年	251	72（28.69）		
婚姻状况			4.933	0.171	缺失	2	0（0.00）		
未婚	28	5（17.86）			工作体位			1.741	0.783
已婚	544	148（27.21）			长久站立	134	34（25.37）		
失偶	10	3（30.00）			长久坐位	38	12（31.58）		
保密	10	0（0.00）			长久走动	346	91（26.30）		
文化程度			1.048	0.592	随意调整	27	5（18.52）		
初中及以下	417	105（25.18）			工作形式			2.163	0.539
高中或中专	118	35（29.66）			白班	190	55（28.95）		
大学专科及以上	57	16（28.07）			白班轮班	37	12（32.43）		

续表

变量	人数	生殖道感染人数（%）	χ^2值	P值	变量	人数	生殖道感染人数（%）	χ^2值	P值
夜间轮班	338	83（24.56）			是	88	29（32.95）		
其他	27	6（22.22）			否	504	127（25.20）		
日平均工作时间			0.451	0.798	接触噪声			7.620	0.006
≤8 小时	196	55（28.06）			是	70	28（40.00）		
8～12 小时	276	70（25.36）			否	522	128（24.52）		
>12 小时	120	31（25.83）			流产史			36.261	<0.001
每天搬运重物			4.513	0.034	有	170	74（43.53）		
需要	364	107（29.39）			无	422	82（19.43）		
不需要	228	49（21.49）			妊娠特有症状			13.315	<0.001
接触有害因素			6.791	0.034	有	205	70（34.15）		
是	103	33（33.04）			无	387	86（22.22）		
否	284	61（21.48）			月经情况			7.554	0.023
不清楚	205	62（30.24）			正常	440	104（23.64）		
接触粉尘			2.322	0.128	异常	119	43（36.13）		

5. 多因素分析　将生殖道感染作为因变量（无感染=0，有感染=1），将单因素分析结果中 $P<0.05$ 的变量纳入多因素 Logistic 回归模型进行分析。结果显示，每天搬运重物（$P=0.017$）、接触噪声（$P=0.028$）、有流产史（$P<0.001$）、月经异常（$P=0.002$）是女职工生殖道感染的危险因素，见表 4-12-5 和表 4-12-6。

表 4-12-5　研究变量和赋值

自变量	赋值
每天搬运重物	不需要=0，需要=1
接触有害因素	否=0，是=1，不清楚=2
接触噪声	否=0，是=1
流产史	无=0，有=1
曾患妊娠特有疾病	无=0，有=1
月经情况	正常=0，异常=1，绝经=2

表 4-12-6　影响纺织行业女职工生殖道感染的多因素 Logistic 回归分析

变量	β值	SE	χ^2值	P值	OR值	95% CI
每天搬运重物	0.517	0.216	5.710	0.017	1.677	1.097～2.564
接触有害因素						
否	—	—	2.701	0.259	—	—
是	−0.769	0.540	2.028	0.154	0.464	0.161～1.336
不清楚	0.109	0.227	0.231	0.631	1.115	0.715～1.740
接触噪声	1.266	0.575	4.847	0.028	3.547	1.149～10.951
流产史	1.177	0.210	31.460	0.000	3.244	2.150～4.894
曾患妊娠特有疾病	0.334	0.209	2.558	0.110	1.397	0.927～2.104
月经情况						
正常	—	—	9.435	0.009	—	—
异常	0.730	0.238	9.433	0.002	2.075	1.302～3.306
绝经	0.171	0.430	0.158	0.691	1.186	0.511～2.753
常数	−2.128	0.228	87.463	0.000	0.119	—

三、结论与讨论

噪声是纺织行业的主要职业性有害因素，噪声强度为 82～102dB（A），工作场所监测结果显示噪声强度超标点占71%。噪声不仅能引起听力损害及神经系统、心血管系统的损害，表现为头痛、睡眠障碍、高血压和心动过缓等，还可影响生殖系统功能，引发月经异常等。

年龄为 36～45 岁的纺织行业女职工约占一半（49.66%），文化程度较低，初中及以下者占70.44%。纺织行业女职工生殖道感染率较高，前 3 位依次为阴道炎、宫颈炎和白带异常；纺织行业女职工的月经异常率和流产率也较高，与搬运重物、接触噪声相关。

长期接触高强度噪声、长时间站立不仅影响纺织行业女职工的月经功能，引起月经量增多、月经周期紊乱、痛经等症状，还可能影响妊娠结局，增加流产、早产的发生。多因素分析发现，搬运重物、接触噪声、有流产史、月经异常是影响该行业女职工生殖道感染的因素。搬运重物等所致的体力疲劳可降低机体免疫力，易患生殖道感染性疾病。噪声则通过影响人体神经内分泌系统功能而引发女性月经紊乱和流产，增加女性患生殖道感染的风险。

纺织行业女职工在生产过程中面临着粉尘、噪声的影响，因此应针对性地采取有效措施加以治理，如加强职业病防治和女性保健知识的宣传，改善劳动条件，避免女职工尤其特殊生理时期女职工搬运重物；加强劳动保护，降低工作环境噪声强度，加强防护，并做好职业健康监护，有生殖系统疾病的女职工应酌情调换工作岗位。

企业应改进工艺，加强设备维修，减少不必要的撞击噪声，减少噪声强度和作业点；加强职业卫生检测，定期对接触噪声女职工进行健康查体，发现问题及时处理；加强健康教育，提高自我保护意识，加强劳动保护与职业防护，减少噪声对健康的危害；合理安排劳动和休息时间，可采取缩短工作日、安排工间休息、设置隔音室让工人休息；提供良好的卫生设施，提供休息室，避免过度疲劳；孕期和哺乳期女职工应暂时调离噪声作业岗位。

第十三节　汽车制造行业女职工职业危害对生殖健康的影响研究

一、背景及项目必要性

职业模式逐渐成为影响妇女生育力和生育意愿的重要因素。有调查显示，职业妇女的不孕不育率居高不下，并且存在行业或职业差异。工作负荷大、经常加班、夜间工作的妇女，发生不孕的风险高。

汽车制造行业是我国支柱产业之一，女性在汽车制造行业中有着不可替代的作用，女职工健康与生产、效益息息相关。工作环境中的有害因素和不良管理制度给女职工健康带来一定的影响。本节对重庆市汽车制造行业女职工的生殖健康、职业情况等问题进行了分析。

二、项目总体目标及实施情况

1. 调查对象为年龄19～55岁的汽车制造行业女职工，采用自填式电子问卷调查方法，共采集调查问卷1000份，有效问卷989份，有效率为98.9%。
2. 项目管理和质量控制、数据处理、统计分析参见第二章第一节。

3. 相关术语界定参见第二章第二节。

4. 采用英国 Trudie Chalder 等研制的疲劳量表-14（FS-14）。该量表由 14 个条目组成，1～8 条反映躯体疲劳，9～14 条反映脑力疲劳。总分值最高为 14 分，分值越高，反映疲劳越严重。

三、结果和分析

（一）基本情况

本次调查的 989 名女职工中年龄最小的 19 岁，最大的 55 岁，平均年龄为（34.64±6.76）岁。年龄为 26～35 岁的人数最多，达 550 人，占 55.61%。

婚姻状况：已婚 817 人（82.61%），未婚 128 人（12.94%），丧偶 11 人（1.11%），不详 33 人（3.34%）。

文化程度：初中及以下的 26 人（2.63%），高中或中专的 309 人（31.24%），大学专科的 206 人（20.83%），大学本科的 367 人（37.11%），硕士及以上的 81 人（8.19%）。

个人年收入大多为 3 万～6 万元（25.28%），见表 4-13-1。

表 4-13-1　汽车制造行业女职工的基本情况

变量	分组	人数	构成比（%）
年龄组	19～25	63	6.37
	26～35	550	55.61
	36～45	295	29.83
	46～55	81	8.19
婚姻状况	未婚	128	12.94
	已婚	817	82.61
	丧偶	11	1.11
	不详	33	3.34
文化程度	初中及以下	26	2.63
	高中或中专	309	31.24
	大学专科	206	20.83
	本科	367	37.11
	硕士及以上	81	8.19

续表

变量	分组	人数	构成比（%）
个人年收入（万元）	<1	117	11.83
	1～3	243	24.57
	3～6	250	25.28
	6～10	197	19.92
	10～15	140	14.16
	>15	42	4.25

（二）日常生活习惯

本次调查女职工大多数不吸烟，为 941 人（95.15%），不饮酒者为 569 人（57.53%）。大部分女职工未坚持锻炼身体（756 人，占 76.44%）；多数女职工睡眠时间在 6～8 小时（730 人，占 73.81%）；家务时间大多在 0～2 小时（860 人，占 86.96%），见表 4-13-2。

表 4-13-2　汽车制造行业女职工的日常生活习惯

变量	分组	人数	构成比（%）
吸烟	是	48	4.85
	否	941	95.15
饮酒	是	420	42.47
	否	569	57.53
坚持锻炼	是	233	23.56
	否	756	76.44
睡眠时间	<4 小时	5	0.51
	4～5 小时	20	2.02
	5～6 小时	171	17.29
	6～8 小时	730	73.81
	>8 小时	63	6.37
家务时间	<1 小时	493	49.85
	1～2 小时	367	37.11
	2～3 小时	89	9.00
	3～4 小时	22	2.22
	>4 小时	18	1.82

（三）职业相关情况

1．工龄 平均工龄为（9.97±6.47）年。工龄小于 10 年的 691 人，占 69.87%；工龄 11～20 年的 211 人，占 21.33%；大于 10 年的 87 人，占 8.80%。

2．工作时间及工作形式 27.70%（274 人）的女职工每天工作时间为 8 小时，54.60%（540 人）的女职工工作时间为 8～10 小时，仅有 0.81%（8 人）的女职工每天工作时间超过 12 小时。918 名女职工每周有 1～2 天的休假时间，占 92.82%。工作形式主要以白班为主，占 72.50%（717 人）；16.28%（161 人）的女职工需要上夜班，见表 4-13-3。

表 4-13-3　汽车制造行业女职工的工作时间及工作形式情况

变量	分组	人数	构成比（%）
每天工作时间	<8 小时	32	3.24
	8 小时	274	27.70
	8～10 小时	540	54.60
	10～12 小时	135	13.65
	>12 小时	8	0.81
休假情况	2 天/周	491	49.65
	1 天/周	427	43.17
	1～2 天/月	52	5.26
	几乎没有休息日	19	1.92
工作形式	白班	717	72.50
	白班轮班	44	4.45
	夜间轮班	161	16.28
	其他	67	6.77

3．工作相关特征 6.57%（65 人）的女职工在工作时长时间保持坐位，13.75%（136 人）的女职工在工作中需要搬运重物。30.13%（298 人）的女职工在工作时接触有害因素，184 人接触粉尘，134 人接触化学物，211 人接触噪声，59 人接触电磁辐射，6 人接触病原微生物。在接触职业危害女职工中，有 35.23%（105/298）的女职工同时接触两种有害因素，见表 4-13-4和表 4-13-5。

表 4-13-4　汽车制造行业女职工的工作相关特征分布情况

变量	分组	人数	构成比（%）
工作体位	长时间站立	215	21.74
	长时间坐姿	452	45.70
	长时间走动	110	11.12
	工作姿势不定	212	21.44
搬运重物	是	65	6.57
	否	924	93.43
接触有害因素	是	298	30.13
	否	494	49.95
	不详	197	19.92

表 4-13-5　汽车制造行业女职工接触有害因素情况

种类	人数	构成比（%）
一种	97	32.55
二种	105	35.23
三种	61	20.47
四种	31	10.4
五种	4	1.34
合计	298	100.00

4. 工作压力与身心状况　103 人（10.41%）自觉工作强度极大，304 人（30.74%)自觉工作强度较大,543 人(54.90%)自觉工作强度一般,仅39人(3.94%)自觉工作强度较小；95 人（9.61%）自觉压力极大，357 人（36.10%）自觉压力较大，485 人（49.04%）自觉压力一般，仅 52 人（5.26%）自觉压力较小。压力源自工作任务重、时间长、管理制度严苛及生活经济压力大等。55.31%的女职工对目前工作满意，仅 4.25%的女职工对目前工作不满意，不满意的原因和压力大的原因相似。仅 6.47%的女职工很焦虑，2.43%的女职工很抑郁，大部分女职工都是处于一般情况。

疲劳量表-14 的得分情况：应答的女职工 588 名，其中躯体疲劳 8 分的人数最多，有 138 人（23.5%），平均得分为（5.39±2.16）分。脑力疲劳 3 分的人数最多，有 128 人（21.8%），平均得分为（3.10±1.49）分。58.35%的女职工自觉疲劳较重，仅 4.55% 的女职工无明显疲劳，见表 4-13-6。

表 4-13-6　汽车制造行业女职工工作压力与身心状况

变量	分组	人数	构成比（%）
工作强度	极大	103	10.41
	较大	304	30.74
	一般	543	54.90
	较小	39	3.94
工作压力	极大	95	9.61
	较大	357	36.10
	一般	485	49.04
	较小	52	5.26
工作满意度	满意	123	12.44
	基本满意	424	42.87
	一般	400	40.44
	不满意	42	4.25
焦虑	很焦虑	64	6.47
	较焦虑	266	26.90
	一般	508	51.37
	很少焦虑	151	15.27
抑郁	很抑郁	24	2.43
	较抑郁	119	12.03
	一般	461	46.61
	很少抑郁	385	38.93
疲劳	很疲劳	158	15.98
	疲劳	419	42.37
	偶尔疲劳	367	37.11
	不太疲劳	45	4.55

（四）生育健康情况

1. 生育情况　418 人（42.26%）有流产史，571 人（57.74%）否认有流产史。有流产史的 418 人中，354 人（84.69%）为人工流产，64 人（15.31%）为自然流产；297 人（71.05%）流产 1 次，80 人（19.14%）流产 2 次，41 人

（9.81%）流产 3 次及以上。流产的前 3 位原因分别是暂时不想要孩子、胚胎停育或稽留流产、胎儿异常。

817 名已婚女职工中，576 人（70.50%）1 年内妊娠，86 人（10.53%）1～2 年妊娠，32 人（3.92%）2～3 年妊娠，29 人（3.55%）在婚后 3 年及以上才妊娠。94 人（11.51%）在婚后避孕。

1 年内未妊娠者（147 人）中 44 人（29.93%）因不孕去医院做过相关检查，16 人经诊断为女方原因造成不孕。不孕原因中，4 人为卵巢原因，7 人为输卵管原因，6 人为子宫原因，7 人为内分泌原因。

2. 妇科疾病 有 386 人（39.02%）患有生殖道感染性疾病，其中阴道炎患病人数最多，为 187 人，其次是宫颈炎，患病人数为 126 人。有 117 人有外阴瘙痒或白带异常等症状未就医，因此不能判断是否患有某些疾病。234 人（23.66%）在近 6 个月出现月经异常，其中月经周期紊乱人数最多，为 151 人（15.27%），其次是经量过多或过长，为 116 人（11.73%）。

四、 结论和讨论

1. 该行业女职工的工作时间长、强度大，大多数接触噪声。该行业女职工主要为一线工人、技术人员和研发人员等，其中某些女职工由于工作的特殊性，需要轮班或夜间工作。30.13% 的女职工在工作时需要接触有害因素、噪声、粉尘或化学物，1/3 的女职工同时接触 2 种或以上的有害因素。

超过一半的女职工每天工作时长超过 8 小时，接近一半的女职工每周休息时间不足 2 天。16.28% 的女职工工作形式是夜间工作，45.70% 的女职工在工作时长时间保持坐位；41.15% 的女职工自觉工作强度较大或极大，45.71% 的女职工自觉工作压力较大或极大，超过 1/3 的女职工处于焦虑状态，接近 2/3 的女职工自觉躯体疲劳。女职工疲劳状况与工作时间长、长时间处于强迫体位和接触有害因素有关。

2. 避孕知识薄弱，对自身健康关注不足。418 名（42.26%）女职工有流产史，大多因为暂时不想要孩子。说明未做好避孕措施，避孕知识薄弱。婚后 1 年内未妊娠的 147 人（20.33%），不孕率较高，且仅 44 人因不孕去医院检查。386 人（39.03%）患有生殖道感染性疾病，117 人在近 6 个月中出现相关临床症状却未及时就医。提示女职工对自身健康状况的关注度不够,也可能与时间冲突或经济压力有关。

3. 多方协作促进女职工身心健康,共建社会和谐。政府决策者应不断健全完善女职工劳动保护法规制度,保障女职工权利。相关单位应当落实女职工相应的保护政策,加大对企业的监管,为女职工营造健康和安全的工作环境,促进女职工的身心健康。

用人单位应当合理安排工作时间及工作量,减轻女职工工作压力和强度,适当地增配人员和制订有效的轮班制度,落实休假制度,缓解躯体和脑力疲劳,提高女职工的工作积极性和效率。

作为新时代的女职工,应提高自身健康素养,了解生殖健康知识,不断增强自我健康管理意识与技能。注意个人卫生,养成良好生活习惯,积极面对工作和生活,掌握自我保健技能,主动参加健康检查,做到早发现、早治疗。

第十四节   制糖业女性生育健康及影响因素调查分析

制糖业是一个传统产业,广西制糖业居我国之首,占全国总产量的60%以上。近年来制糖业机械化水平逐步提高,制糖过程噪声较大,给职工带来健康损害。目前制糖业噪声危害对女职工生殖健康影响的报道较少。本项目针对制糖业女职工生殖健康状况开展流行病学调查,分析问题,探讨策略,为预防控制职业危害、保护女职工生殖健康提供科学依据。

一、 对象与方法

调查对象为广西制糖业中工作 1 年以上的女职工。采用统一编制的"女工生殖健康调查问卷",由经过统一培训的调查员组织开展调查,调查对象在调查员的指导下以自填方式填写问卷。问卷内容包括基本情况、职业情况、生殖健康情况等。

二、 结果与分析

1. 基本情况   共发放问卷 1100 份,回收的有效问卷 1023 份,有效率为

93%。平均年龄为（42.27±5.58）岁，高中或中专学历的占 56.79%，每周工作时间 40 小时之内的占 54.45%，工作体位可随意调整的占 67.06%，接触粉尘的占 77.71%，接触物理因素的占 94.53%，见表 4-14-1。

表 4-14-1　制糖业女职工基本情况和生殖健康影响因素的相关性分析

变量	分组	人数	构成比（%）	生殖道感染		生殖系统肿瘤及相关肿瘤	
				患病人数	患病率（%）	患病人数	患病率（%）
年龄（岁）	≤30	43	4.20	6	13.95	1	2.33
	31～40	250	24.43	71	28.40	22	8.80
	≥41	730	71.36	253	34.66	190	26.03
	χ^2 值			8.965		41.703	
	P 值			0.011		0.000	
文化程度	初中及以下	287	28.05	115	40.07	78	27.17
	高中或中专	581	56.79	182	31.32	115	19.79
	大学专科及以上	155	15.15	33	21.29	20	12.90
	χ^2 值			16.910		13.419	
	P 值			0.000		0.001	
每周工作时间（小时）	≤40	557	54.45	168	30.16	128	22.98
	40～50	397	38.81	139	35.01	66	16.62
	≥50	69	6.74	23	33.33	19	27.53
	χ^2 值			2.600		8.059	
	P 值			0.272		0.018	
工作体位	长时间站立	79	7.7	26	32.91	17	21.52
	长时间坐位	117	11.44	32	28.83	31	26.50
	长时间走动	141	13.78	60	42.55	39	27.66
	可随意调整	686	67.06	212	30.90	126	18.36
	χ^2 值			9.163		9.501	
	P 值			0.027		0.023	
接触粉尘	是	795	77.71	277	34.84	164	20.63
	否	228	22.29	53	23.25	49	21.29
	χ^2 值			10.496		0.115	
	P 值			0.001		0.734	
接触物理因素	是	967	94.53	320	33.09	203	20.99
	否	55	5.37	10	18.18	10	18.18
	χ^2 值			4.387		0.099	
	P 值			0.036		0.753	

女职工最多的岗位是筛糖岗位,也是噪声和粉尘超标数最多的岗位,大部分女职工从事的岗位存在粉尘和(或)噪声超标。需要夜间工作的占 90.45%,偶尔需要搬运重物的占 67.32%,工作强度强大的占 49.02%,工作压力大的占 48.62%,接触化学性有害因素的占 63.09%。

2. 生殖健康   本调查涉及的生殖系统疾病包括子宫肌瘤、卵巢疾病(如卵巢炎、卵巢囊肿、多囊卵巢综合征、卵巢破裂、卵巢早衰等)、乳腺增生、恶性肿瘤(如子宫颈癌、卵巢癌、乳腺癌等)、生殖系统感染(如阴道炎、子宫附件炎等)和其他妇科疾病(如盆腔疾病、性病、月经异常)等。

在 1023 名制糖业女职工中,近 6 个月患生殖系统感染性疾病的有 330 人,患病率为 32.26%;患子宫肌瘤 168 人,患病率为 16.42%;患乳腺肿瘤(包括良性和恶性)16 人,患病率为 1.56%;患其他恶性肿瘤的 6 人,患病率为 5.87‰。曾患有一种或同时患有多种生殖系统疾病的 464 人,患病率为 45.36%,见表 4-14-2。

表 4-14-2   制糖业女职工患生殖系统疾病的状况

生殖系统疾病	患病例数	患病率(%)
月经不调	537	52.5
子宫肌瘤	168	16.42
宫颈炎	146	14.27
子宫附件炎	90	8.80
阴道炎	59	5.77
盆腔炎	52	5.08
性病	25	2.44
乳腺肿瘤	16	1.56
卵巢癌	3	0.29
子宫内膜癌	2	0.20
畸胎瘤	2	0.20
卵巢囊肿	1	0.10
子宫囊肿	1	0.10
宫颈癌	1	0.10

制糖业女职工月经异常率高达 52.5%,前 3 位分别是经量减少(24.8%)、周期紊乱(22.1%)和持续时间变化(14.4%)。月经状况与工作年限、工种、

每周工作时间、工作形式、自觉工作强度、自觉工作压力及接触物理因素有关，也与曾患生殖道感染、妊娠期特有疾病及有流产史有关。

单因素分析显示，该行业女职工年龄、文化程度、工作形式、接触粉尘和噪声是生殖健康状况的影响因素；多因素分析显示，女职工的文化程度和接触粉尘是该行业女职工生殖道感染的影响因素。

三、讨论分析

制糖业女职工生殖系统疾病的患病率为 45.36%，月经异常率为 52.5%，高于其他相关研究结果。制糖业女职工生殖健康危害状况相比于经济发达省份及其他不同行业仍处于较高水平。制糖业女职工大多在噪声环境中工作，为倒班工作制。倒班作业会扰乱昼夜节律，导致女职工月经异常率升高。应减少女职工噪声作业时间，合理安排劳动和休息，采取岗位交替制度，减少职业暴露及其健康损害。

1. 控制噪声及其他有害因素暴露，加强职业防护　制糖业的职业性有害因素有高温、粉尘、噪声、致病微生物及多种化学物，如二氧化硫、一氧化碳、磷酸、氧化钙、硫化氢等。噪声和粉尘超标现象普遍存在，化学物浓度符合国家标准规定的职业接触限值。几乎所有工序都存在噪声作业，噪声超标情况较严重，尤其是振筛工、泵工、分蜜工、白糖输送工等岗位的噪声超标严重；空气中粉尘超标的岗位有筛糖、包装、石灰消和、蔗渣打包等。约 35.70%的女职工接触的空气粉尘浓度超标。

制糖业生产工艺相对简单，为季节性工种。榨季一般在每年的 11 月至第二年 4 月的甘蔗成熟收割季节，实施三班三运转轮班制；榨季之外的工作主要是机器维护、保养和其他，每周工作 5 天白班；7 月、8 月放长假。噪声暴露对女性生殖健康的影响主要表现为月经异常和不良生育风险。

该行业女职工生殖健康问题多与噪声、高温和微生物因素有关，噪声和高温直接影响女职工的内分泌系统功能，从而导致月经异常；微生物所致的生殖道感染疾病的病原体包括真菌、细菌、病毒、原虫等，可能与制糖季的气候特征容易引起甘蔗及蔗渣发生霉变、致病微生物大量繁殖有关。

2. 一线女工文化程度低，应普及宣传科普知识　制糖业女职工多数文化程度低，防护意识和个人卫生差，需做好健康素养宣传普及工作，让女职工以多种方式接受健康知识教育，提高职业病防护知识、妇女保健意识，降低工作压力，培养良好的卫生习惯等。

小型企业中个人防护用品不符合要求及工人不能正确佩戴的情况较为常见，需要加以改善。

3. 应提高生殖健康检查覆盖率　在职业健康检查项目中没有妇科检查的内容，未能及时发现女职工的妇科疾病。根据行业特点，应增加妇科检查内容，加强健康监护。及早发现生殖健康危害，尽早诊断及治疗，提高女职工对自身生殖健康的重视程度。

4. 有关职业与生殖健康研究较少，应加强相关研究　目前职业与生殖健康问题仍较突出，而相关研究还不充分、不均衡，调查报告多，而实验室和临床研究少。同一职业环境中往往多种职业性有害因素（物理、化学及生物因素）并存，并来源于环境、工艺和生产等诸多环节，这种复杂性给女职工的生殖健康研究带来了一定挑战，值得深入探讨。

政府各级部门应切实重视女职工的生殖健康，加强监督管理，应加强职业卫生防护和改善工作模式的研究，提升职业防护意识与技术水平。

第十五节　水泥生产企业女职工噪声暴露与生殖健康调查分析

水泥作为主要的建筑和装修材料，其生产是关系百姓安居乐业的民生产业。女职工是水泥生产企业的重要劳动力，在工作岗位接触的职业性有害因素主要有噪声、粉尘，而且超标岗位较多。通过分析水泥生产企业噪声暴露女职工的生殖健康状况及其影响因素，为加强该行业女职工劳动保护提供参考依据。

一、对象和方法

1. 采用整群抽样的方法，抽取某地10家水泥厂，以工作年限＞1年的1292名女职工作为研究对象。其中，890名接触噪声作业的女职工为接触组，包括巡检组 379 人、破碎组157人、包装组 354 人；402 名不接触噪声的女性行政后勤人员为对照组。

2. 妇科检查包括常规检查、阴道分泌物实验室检查、宫颈刮片脱落细胞检查及盆腔彩超检查等，依据《妇产科学》相关疾病的诊断标准，对阴道炎、宫颈炎、盆腔炎性疾病、子宫肌瘤、附件肿瘤在妇科疾病检查中确诊一种或多种疾病者记为 1 例次。

二、 结果与分析

1. 水泥生产企业基本情况　　新型干法旋窑水泥生产线为女职工集中的工作岗位，分为巡检组、破碎组、包装组 3 个部门，产品为水泥和熟料。巡检组女职工的工作岗位不固定，其他部门女职工在相对固定的工作岗位工作，为四班三倒工作制，每班 8 小时，每周工作 5 天。生产过程中采取除尘、隔声、消声等措施，定期发放防噪声护耳器、防毒和防尘口罩等个人防护用品。

2. 职业性有害因素检测情况　　水泥企业的噪声源是煤磨、原料磨、风机等设备，而粉尘接触主要集中在包装、发运岗位；巡检组接触噪声超标率高达72.5%，破碎组为 32.5%；包装组接触粉尘超标率为 74.2%。

3. 基本情况　　噪声暴露组女职工的平均年龄为（38.1±3.2）岁，平均工龄为（12.2±1.2）年；对照组女职工的平均年龄为（38.1±3.7）岁，平均工龄为（11.4±3.3）年。

4. 妇科疾病的患病情况　　暴露组女职工患阴道炎 156 例（17.53%）、宫颈炎 361 例（39.44%）和子宫肌瘤 195 例（21.91%），均高于对照组。对暴露组中不同工种组进行比较发现，巡检组女职工的阴道炎、宫颈炎患病率较高（分别为 24.54%、46.17%）。

女职工的宫颈炎、子宫肌瘤患病率随年龄增长而呈现升高趋势，阴道炎、宫颈炎和子宫肌瘤的患病率也随工龄增长而呈现升高趋势。

巡检组噪声超标率为 72.5%，破碎组噪声超标率为 32.5%。巡检组女职工的妇科疾病患病率高于破碎组，巡检组女职工的阴道炎、宫颈炎患病率也高于其他组，说明巡检组是水泥企业职业危害较为严重的岗位。另外，工作场所空气中的水泥粉尘容易吸附在女职工的衣物上，在南方温热气候条件下有利于病原微生物的生长繁殖，从而破坏阴道微生态环境，引起阴道炎、宫颈炎等妇科疾病的发生。

女职工长期接触噪声作业将增加子宫肌瘤的患病风险。噪声通过影响中枢神经系统，干扰下丘脑-垂体轴的调节，致使生殖内分泌系统功能紊乱，从而直接或间接引起雌孕激素失调，增加子宫肌瘤的患病风险。另外，噪声通过对交感神经的影响，释放神经肽P物质及神经生长因子，启动免疫系统反应和局部炎症反应，诱发激素分泌失衡，而激素水平的变化破坏阴道内环境微生态平衡，导致生殖道感染性疾病的发生。对于噪声和（或）粉尘及其他职业相关因素联合暴露而影响生育健康的机制和效应，还有待进一步深入研究。

参 考 文 献

付显华，2011. 深圳市某外资企业外来女工生殖健康状况调查及干预研究[D]. 广州：广州医学院.

何丽华，廖小燕，李丽萍，等，2008. 噪声影响女工月经周期的 Meta 分析[J]. 工业卫生与职业病，（5）：273-275.

何小刚，孟军龙，寇振霞，等，2019. 化工企业作业环境内分泌干扰物对女工生殖健康状况的影响[J]. 中国工业医学杂志，32（5）：389-391.

胡丽，叶研，王姿欢，等，2018. 北京市女性护士生殖道感染状况及其影响因素分析[J]. 中国职业医学，45（5）：568-571.

黄春瑗，黄世文，俞文兰，等，2021. 广西某纺织企业女工生殖道感染状况及影响因素分析[J]. 中国工业医学杂志，34（2）：112-115.

蒋兆强，贾君麟，俞文兰，等，2017. 女性医护人员的生育健康现状及其影响因素[J]. 中国工业医学杂志，30（4）：258-261.

寇振霞，寇嘉宁，何玉红，等，2012. 甘肃省制药行业流动女工职业危害现状流行病学调查[J]. 中国工业医学杂志，25（4）：284-285.

寇振霞，王树林，陈振龙，等，2018. 石油化工行业女工生殖健康影响因素分析[J]. 中华劳动卫生职业病杂志，36（2）：139-143.

寇振霞，王树林，俞文兰，等，2019. 甘肃省 4106 名女职工生殖健康现状分析[J]. 中国工业医学杂志，32（4）：263-264.

兰容，张婉，任秀琼，2020. 某制药厂接触噪声对女工生殖健康的影响[J]. 工业卫生与职业病，46（4）：327-329.

李广益，俞文兰，王敏，等，2019. 全国十五省市女职工工作模式与心理健康相关性研究[J]. 中国工业医学杂志，32（4）：255-257.

李广益，俞文兰，王敏，等，2020. 女职工心理健康现状及影响因素分析[J]. 中华劳动卫生职业病杂志，38（10）：753-756.

李佩芝，2002. 职业噪声暴露与纺织女工月经功能和生殖内分泌激素的相关性研究[D]. 北京：北京大学.

李新凤，刘霞，宋芳，等，2019. 乌鲁木齐市石油化工行业女工月经异常现状与影响因素[J]. 职业与健康，35（12）：1613-1616.

李亚娟，康世娟，曹晶晶，等，2019. 云南省三个行业女职工不孕状况调查[J]. 中国工业医学杂志，32（4）：278-280.

李亚娟，康世娟，高云，等，2019. 云南省三个行业女职工生殖健康状况及影响因素分析[J]. 中国工业医学杂志，32（4）：274-276.

廖萍泰，寇振霞，何小刚，等，2019. 甘肃省 6046 名有色金属行业女工月经异常情况调查[J]. 中国工业医学杂志，32（4）：276-277.

林金钊，2019. 广西制糖业女工心理健康状况及其影响因素研究[D]. 南宁：广西医科大学.

凌颖蕾，梅良英，卫婷婷，等，2018. 从事行政管理工作女工生殖健康调查分析[J]. 中华劳动卫生职业病杂志，36（4）：288-291.

陆丹燕，林晓燕，曾丹，等，2018. 423 例水泥噪声作业女工妇科超声检查和乳腺超声检查结果分析[J]. 临床合理用药杂志，11（3）：108-109.

任迎娣，关坤，方丽艳，等，2021. 北京市某区餐饮行业 336 名妇女生殖道感染及月经状况调查分析[J]. 首都公共卫生，15（3）：129-132.

任迎娣，关坤，方丽艳，等，2021. 北京市某区餐饮行业 336 名妇女生殖道感染及月经状况调查分析[J]. 首都公共卫生，15（3）：129-132.

孙立庚，凌颖蕾，王姿欢，等，2018. 北京市电子制造业女工妇科炎症患病状况调查[J]. 中国工业医学杂志，31（2）：139-140.

陶园，周鹏，俞文兰，等，2019. 江苏省铅酸蓄电池企业女职工生殖健康现况调查[J]. 中国工业医学杂志，32（4）：249-252.

王容侠，俞文兰，张昌军，等，2019. 十堰市服务行业女职工生殖健康状况与影响因素分析[J]. 中国工业医学杂志，32（4）：269-271.

王树林，寇振霞，俞文兰，等，2019. 甘肃省重点行业女职工不良妊娠情况分析[J]. 中国工业医学杂志，32（4）：265-266.

王姿欢，孙志峰，叶研，等，2018. 某市某医院女性护士月经异常状况调查分析[J]. 中华劳动卫生职业病杂志，36（6）：429-432.

王姿欢，叶研，胡丽，等，2018. 北京市道路清扫环卫女工生殖道炎症状况调查[J]. 职业与健康，34（23）：3203-3205+3209.

文佳慧，2020. 政策工具视角下中国女性就业保障政策研究[D]. 桂林：桂林理工大学.

吴祚国，杨帆，李志平，等，2004. 噪声暴露对女性月经功能的影响[J]. 环境与健康杂志，（2）：91-93.

邢再玲，俞文兰，徐茗，等，2018. 中国 9 个典型行业育龄女工的不孕状况及相关因素分析[J]. 中华预防医学杂志，52（2）：134-140.

邢再玲，俞文兰，徐茗，等，2019. 中国九个典型行业女职工月经异常状况及影响因素分析[J]. 中国工业医学杂志，32（4）：245-248.

邢再玲，俞文兰，徐茗，等，2021. 女性医护人员生殖健康状况分析[J]. 中国工业医学杂志，34（2）：109-111.

邢再玲，俞文兰，徐茗，等，2021. 女职工工作时长与生殖健康关联性的分析[J]. 中国工业医学杂志，34（1）：20-23.

许晓丽，俞文兰，黎海红，等，2017. 广西铁路系统女工生殖健康状况调查分析[J]. 中国工业医学杂志，30（4）：279-281.

叶研，张建国，王姿欢，等，2017. 北京市女职工生育能力调查分析[J]. 中国工业医学杂志，30（4）：268-273.

于常艳，俞文兰，徐茗，等，2019. 全国四省八个行业女职工职业模式与生殖健康相关性研究[J]. 中国工业医学杂志，32（4）：252-255.

于常艳，俞文兰，徐茗，等，2018. 轮班作业对女职工生殖健康影响的调查分析[J]. 中华劳动卫生职业病杂志，36（2）：126-129.

于贵新，孙志峰，姚盛英，等，2019. 北京市护理人员职业压力源及影响因素分析[J]. 中国工业医学杂志，32（4）：258-260.

于贵新，叶研，王姿欢，等，2019. 北京市不同地区护理人员职业压力调查[J]. 职业与健康，35（18）：2480-2484.

于久愿，张洪伟，俞文兰，等，2017. 女性教师生殖健康调查分析[J]. 中国工业医学杂志，30（4）：273-275.

余朝霞，袁丹，周湘军，等，2020. 某汽车制造业女职工生殖健康现状及影响因素分析[J]. 中国职业医学，47（6）：671-675.

俞文兰，孙承业，2017. 现阶段我国职业女性生殖健康问题分析[J]. 中国工业医学杂志，30（4）：243-246.

俞文兰，孙承业，2018. 职场社会心理因素对现代职业女性的健康影响及对策[J]. 中华劳动卫生职业病杂志，36（2）：81-83.

俞文兰，孙承业，梅良英，等，2018. 我国不同地区不同职业女性生育力问题比较及干预策略[J]. 中国工业医学杂志，31（4）：261-264.

俞文兰，孙承业，孙道远，等，2019. 工作相关的慢性疲劳及其风险管控概述[J]. 中国工业医学杂志，32（4）：327-330，337.

俞文兰，孙承业，于常艳，等，2020. 突发公共事件女性救援人员的劳动保护[J]. 中国工业医学杂志，33（3）：285-287.

俞文兰，孙道远，2020. 新型冠状病毒肺炎救治一线女护士心理健康风险及干预对策[J]. 职业卫生与应急救援，38（2）：106-108，151.

俞文兰，卫婷婷，孙承业，2018. 妇女职业模式对我国生育率影响的研究进展[J]. 公共卫生与预防医学，29（4）：1-4.

张丽，胡在方，胡洁，等，2020. 北京市顺义区环卫女工生殖健康状况调查分析[J]. 工业卫生与职业病，46（5）：375-378.

张丽江，李新凤，俞文兰，等，2019. 乌鲁木齐市环卫女工月经异常现况与影响因素分析[J]. 中国工业医学杂志，32（4）：271-273.

张丽江，林海燕，许丽，等，2019. 乌鲁木齐市环卫女工劳动权益保护现状与影响因素[J]. 职业与健康，35（17）：2354-2357.

张丽江，刘军，俞文兰，等，2020. 乌鲁木齐 PM2.5 的长期暴露与环卫女工性激素水平的关联分析[J]. 中华预防医学杂志，54（8）：888-891.

张丽江，徐茗，于慧敏，等，2018. 乌鲁木齐市环卫女工职业伤害调查与影响因素分析[J]. 中国工业医学杂志，31（5）：379-381.

张妍，贾博钦，常丽媛，等，2016. 天津地区育龄期女性不孕症流行病学调查[J]. 中国计划生育学杂志，24（5）：301-305.

周琳，韩成义，俞文兰，等，2019. 深圳市不同职业妇女围绝经期综合征发生风险研究[J]. 中国工业医学杂志，32（4）：267-269.

周树森，2001. 职业有害因素对受孕力的影响[J]. 中华劳动卫生职业病杂志，（2）：70-71.

周旭，2017. 某钢铁厂女工职业健康、生殖健康与心理健康状况的调查[D]. 乌鲁木齐：新疆医科大学.